结节性硬化症
护理手册

叶敬花　主编

U0302447

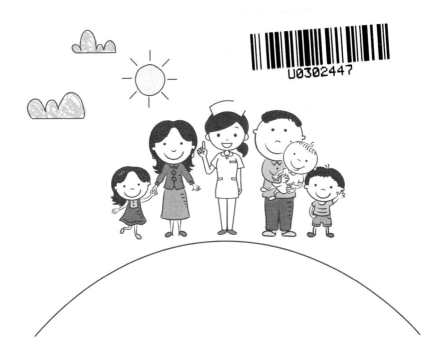

科学技术文献出版社
SCIENTIFIC AND TECHNICAL DOCUMENTATION PRESS

·北京·

图书在版编目（CIP）数据

结节性硬化症护理手册 / 叶敬花主编. -- 北京：
科学技术文献出版社，2024.11. -- ISBN 978-7-5235
-1439-9

Ⅰ. R473.74-62

中国国家版本馆 CIP 数据核字第 2024KE1154 号

结节性硬化症护理手册

策划编辑：吕海茹　责任编辑：吕海茹　责任校对：张　微　责任出版：张志平

出　版　者	科学技术文献出版社	
地　　　址	北京市复兴路15号　邮编　100038	
编　务　部	（010）58882938，58882087（传真）	
发　行　部	（010）58882905，58882868	
邮　购　部	（010）58882873	
官 方 网 址	www.stdp.com.cn	
发　行　者	科学技术文献出版社发行　全国各地新华书店经销	
印　刷　者	中煤（北京）印务有限公司	
版　　　次	2024 年 11 月第 1 版　2024 年 11 月第 1 次印刷	
开　　　本	880×1230　1/32	
字　　　数	204千	
印　　　张	9.25　彩插4面	
书　　　号	ISBN 978-7-5235-1439-9	
定　　　价	49.80元	

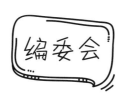

主　编　叶敬花

副主编　肖志田　王芳萍　田小琴

　　　　　赵晓玲

编　委（按姓氏拼音排序）

　　　　　陈海丽　陈振花　冯敏平

　　　　　冯仰飞　耿玉迪　何　莉

　　　　　何源泉　胡　波　胡湛棋

　　　　　蒋雪芳　蓝　佩　李　蔷

　　　　　凌智娟　罗书立　孙琳琳

　　　　　王欣欣　肖秀云　徐佳慧

　　　　　薛丽美　尹杰麟　袁碧霞

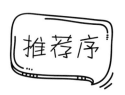

推荐序

　　深圳市儿童医院护理团队这本《结节性硬化症护理手册》是目前国内首本该罕见病相关的护理手册，对结节性硬化症（TSC）最新的诊断标准、各相关症状的护理等进行了详细分析和阐述，是对该疾病较为全面的、系统的、权威的护理手册。

　　在 TSC 的护理方面，我认为最重要的、我最熟悉的是 TSC 与癫痫的护理，以及近期国际上较为关注的 TSC 相关的神经精神障碍的护理，在本书中都有比较深刻的思考和经验分享。本书值得我们 TSC 患者及照护者认真学习，定会让读者开卷有益。

　　深圳市儿童医院早已在 2014 成立了 TSC 多学科综合门诊，服务全国来此就诊的 TSC 病友。随着医疗水平的提升和管理理念的发展，现今，深圳市儿童医院设置了 TSC 诊疗绿色通道及 TSC 长期随访的综合管理，通过国际机构注册并在院内开展了 TSC 相关神经精神障碍的诊疗，将为 TSC 患者提供越来越优质的医疗服务。

希望我们 TSC 病友不再受疾病困扰，积极乐观地面对疾病！

袁碧霞

北京蝴蝶结结节性硬化症罕见病关爱中心副会长

深圳市抗癫痫协会副秘书长

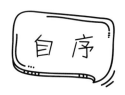

自 序

欢迎您翻开《结节性硬化症护理手册》这本书。结节性硬化症（TSC）是一种复杂而多面的遗传性疾病，它不仅影响患者身心健康，也深刻影响着他们的家庭和看护者。随着科学研究的不断进步，我们对 TSC 的理解日益加深，但将这些科学知识转化为实际的护理实践，仍然是一个挑战。本书的编写，正是为了迎接这一挑战，尝试填补这一领域的空白，为患者、患者家属、医护人员提供一个全面、权威、易于理解的 TCS 护理知识手册。

作为一名从事 TSC 护理的医务人员，我深知这一疾病对患者生活质量的影响。本书汇集了一群专家的智慧和经验，旨在提供一个关于 TSC 的全面视角。

本书内容包括 TSC 病因、遗传模式、流行病学，以及临床表现、辅助检查和评估方法等；还详细探讨了 TSC 多学科管理的重要性，如 TSC 用药护理、手术护理，以及针对 TSC 相关神经精神障碍（TAND）的筛查和管理策略；并且分享了在日常生活中照顾 TSC 患者的丰富经验，给出 TSC 患者饮食、运动、心理健康和社会适应等方面的建议。

我们理解，每位 TSC 患者的情况都是独特的，因此提供了灵活多样的管理和支持策略，希望能满足不同患者和家庭的需求。

在此，我要感谢所有参与本书编写的专家、患者及其家属，他们的无私分享和深刻见解使这本书得以顺利出版。我们希望这本手册能成为患者、患者家属和医护人员宝贵的资源，帮助他们更好地理解和应对 TSC，提高患者的生活质量，并为应对这一挑战提供支持和希望。

最后，我们希望读者能以开放的心态阅读本书，无论您是 TSC 患者、患者家属，还是医护专业人员，都能在这里找到有用的信息和启发。让我们一起努力，为 TSC 患者和家庭创造一个更加充满希望的未来。

祝愿每一位读者在阅读本书的过程中都能收获满满。

深圳市儿童医院神经内科护士长

2024 年 8 月

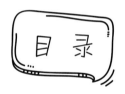

目 录

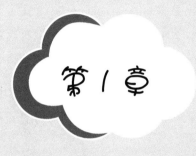

TSC 基本知识

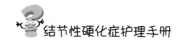
第 1 节　什么是 TSC？

结节性硬化症（tuberous sclerosis，TSC）是由 *TSC1* 或 *TSC2* 基因失活突变所致的一种常染色体显性遗传病，以多系统受累和良性肿瘤生长为特征，主要影响皮肤、大脑、肾、心脏和肺等器官，导致皮肤异常、癫痫发作、智力障碍、行为异常和器官功能障碍等临床表现。TSC 的诊断依据临床表现和基因检测。

生理状态下，*TSC1* 和 *TSC2* 基因编码的蛋白质形成一个蛋白复合体，抑制哺乳动物雷帕霉素靶蛋白信号通路，调控细胞生长和增殖。当这两个基因之一发生突变时，哺乳动物雷帕霉素靶蛋白通路过度活化，导致细胞异常增生和肿瘤形成。

治疗 TSC 的方法主要为抗癫痫等对症治疗和用哺乳动物雷帕霉素靶蛋白抑制剂靶向治疗肿瘤，必要时可手术切除肿瘤。

由于 TSC 是一种遗传病，遗传咨询对于患者家庭至关重要。通过咨询，家庭成员可以了解疾病的遗传模式，进行风险评估，开展产前诊断，做出生育选择。

TSC 是一种复杂的遗传性疾病，需要多学科团队合作进行综合管理。虽然没有治愈的方法，早期诊断和干预是改善患者预后、提高其生活质量的关键。

第 2 节　TSC 遗传学特点

首先，TSC 是一种常染色体显性遗传疾病，活产儿发病率为 1/10 000 ～ 1/5000，其病因为 *TSC1* 或 *TSC2* 基因的致病性变异，导致哺乳动物雷帕霉素靶蛋白通路过度激活和多器官形成良性肿瘤。这两个基因分别位于人类第 9 号和第 16 号染色体上。*TSC1* 基因编码错构瘤蛋白，而 *TSC2* 基因编码结节蛋白。这两种蛋白共同作用于细胞生长与分裂的调控，特别是在哺乳动物雷帕霉素靶蛋白信号通路中起着重要作用。当这两个基因中的任何一个发生突变时，都可能导致细胞的异常增生，最终形成 TSC 的临床表现。

其次，TSC 的遗传模式呈现出一定的复杂性。尽管该病是常染色体显性遗传病，但大约有 2/3 的患者为新发突变，即他们的父母并未携带相关突变基因。其余约 1/3 患者，则是从携带相应突变基因的父母那里遗传而来。即便是同一家族内的患者，即使携带相同的突变基因，其疾病的严重程度和表现形式也可能有所不同。这种现象可能与其他遗传因素或环境因素的相互作用有关，但具体机制尚不完全清楚。

最后，TSC 的遗传咨询对于患者家族十分重要。由于疾病的遗传特性，患者的直系亲属有一定的风险携带相同的突变基因。因此，对于希望了解自身遗传风险的家庭成员，基因检测与遗传咨询是必不可少的。通过这些方法，可以为家族中可能受影响的成员提供早期诊断和干预，从而改善预后。

综上所述，TSC 的遗传学特点涉及常染色体显性遗传、新发突变的高发生率、基因突变类型的多样性及变异表达性等方面。深入理解这些遗传学特点对于疾病的诊断、治疗与遗传咨询具有重要意义。随着遗传学研究的深入，我们有望更好地揭示 TSC 的发病机制，并为患者提供更加精准的医疗服务。

第 3 节 TSC 的诊断标准

TSC 的诊断标准根据 2021 年国际结节性硬化症联盟更新，分为两类：主要特征和次要特征。确定诊断需要 2 个主要特征或 1 个主要特征加上至少 2 个次要特征；可能诊断需要 1 个主要特征或至少 2 个次要特征。

1. 主要特征

（1）色素脱失斑（≥ 3 处，最小直径 5 mm）。

（2）血管纤维瘤（≥ 3 处）或头部纤维斑块。

（3）指 / 趾甲纤维瘤（≥ 2 处）。

（4）鲨鱼皮斑。

（5）多发视网膜错构瘤。

（6）多发脑皮质结节和 / 或辐射状迁移线。

（7）室管膜下结节（≥ 2 处）。

（8）室管膜下巨细胞星形细胞瘤。

（9）心脏横纹肌瘤。

（10）淋巴管肌瘤病。

（11）血管平滑肌脂肪瘤（≥ 2 处）（淋巴管肌瘤病和血管平滑肌脂肪瘤同时存在时，还需要其他特征才能确诊 TSC）。

2. 次要特征

（1）"斑斓"皮损。

（2）牙釉质点状凹陷（≥3处）。

（3）口内纤维瘤（≥2处）。

（4）视网膜色素缺失斑。

（5）多发性肾囊肿。

（6）非肾性错构瘤。

（7）骨硬化病变。

除了临床表现外，基因检测也是诊断的重要组成部分。TSC 是由 *TSC1* 和 *TSC2* 基因突变引起的，通过基因检测可以确定疾病的遗传基础。虽然基因检测对于诊断具有重要意义，但应注意并非所有 TSC 患者都能检测到基因变异。

在诊断 TSC 时，临床医生应综合考虑患者的临床症状、体征、家族史及必要时的基因检测结果。由于该病涉及多器官，因此建议采用多学科团队合作的方式进行诊断和治疗。总之，TSC 的诊断标准是多方面的，包括临床表现、影像学检查和基因检测。医生需仔细评估患者的临床特征，并结合实验室和影像学结果，综合判断以确保准确诊断。

第 4 节　TSC 的临床表现

1. 皮肤学特征

81%～95% 的 TSC 患者有特征性皮肤病变，最常见的皮肤病变包括以下几种。

（1）黑色素脱失斑：也称为色素斑或叶状白斑，常为椭圆形。

（2）头部纤维斑块：前额出现特征性棕色纤维斑块，这可能是在对受累新生儿和婴儿行体格检查时最先和最易识别的 TSC 特征。

（3）血管纤维瘤：也称为纤维腺瘤，是通常累及面部颧骨区的良性肿瘤。

（4）指 / 趾甲纤维瘤：也称为甲周和甲下纤维瘤（Koenen 肿瘤），表现为红色息肉样指状赘生物。由于甲母质压缩，可能会出现甲板的纵向甲沟。指 / 趾甲纤维瘤可能出现于青春期或成年期，趾甲比指甲更常受累。鉴于发病年龄不一，医生首次评估 TSC 时，必须检查患者及其父母的指 / 趾甲。无明显纤维瘤的纵向甲沟也很常见。不太常见的肢端病变包括甲下的红色彗星状纹（远端头部较大、近端尾部较窄的红色纵向条纹）、裂片形出血及纵向白甲（从甲母质延伸至甲末端的白色条纹）。

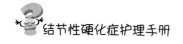

（5）鲨鱼皮样斑：这些是结缔组织痣，最常见于腰部。

TSC 的皮肤学特征对于该病的早期诊断和监测至关重要。黑色素脱失斑和头部纤维斑块通常出现较早，早于面部血管纤维瘤或指／趾甲纤维瘤。皮肤病变并无显著的恶性转化风险，其在青春期增大增多，此后逐渐趋于稳定。

2. 脑部病变

脑部是受 TSC 影响最为严重的器官之一。脑部病变主要包括胶质神经元错构瘤和室管膜下结节、室管膜下巨细胞星形细胞瘤、白质病变、蛛网膜囊肿。

皮质胶质神经元错构瘤和室管膜下结节是错构瘤的两种形式，主要由非典型、增大的神经元和胶质细胞构成，且在组织学上难以区分。在 TSC 儿童中，大约有 90% 的患者脑部 MRI 能检出这些病变，而 CT 检出率较低。胶质神经元错构瘤的数量与 TSC 患者的脑功能障碍程度关联性不大，但 MRI 检出的错构瘤数量与重度脑功能障碍的风险有关。胶质神经元错构瘤的体积与认知功能及癫痫发作年龄呈负相关，但这种关系并非绝对。液体抑制反转恢复序列 MRI 成像上的中央低信号可能预示 TSC 患者有较高的癫痫发作风险。

TSC 患者的特征性脑肿瘤是室管膜下巨细胞星形细胞瘤，这是一种常见于脑室周围区域的生长缓慢的良性肿瘤，可能由皮质胶质神经元错构瘤和室管膜下结节发展而来。TSC 患者中 5%～20% 可能发展为室管膜下巨细胞星形细胞瘤，而

88%～95% 的 TSC 儿童有皮质胶质神经元错构瘤和室管膜下结节。尽管不是所有皮质胶质神经元错构瘤和室管膜下结节都会发展为室管膜下巨细胞星形细胞瘤，但 6%～9% 的 TSC 患者存在症状性室管膜下巨细胞星形细胞瘤，常在 10～30 岁出现症状，如头痛、呕吐、视力丧失等。室管膜下巨细胞星形细胞瘤的诊断依赖于新发症状、视盘水肿、脑积水及成像上病变的生长。对于大多数病例，出现这些特征即应诊断为室管膜下巨细胞星形细胞瘤。

　　TSC 患者常见白质病变，包括结节、囊肿等，大约 15% 的 TSC 儿童 MRI 检查中可见线性白质病变，这些病变可能与神经元迁移障碍有关。MRI 弥散加权成像表明，即使白质在影像上看似正常，也可能存在异常的水分子弥散。

　　大约 5% 的患者存在无症状性蛛网膜囊肿，而一般人群中的无症状性蛛网膜囊肿患病率估计为 0.5%～1%。因此，蛛网膜囊肿可能属于 TSC 的临床表现。

　　3. 癫痫

　　TSC 患者中最常见的起病特征是癫痫发作，79%～90% 的患者会出现癫痫，且多数在 1 岁内开始。几乎所有经历单次癫痫发作的 TSC 患者最终都会发展成癫痫。婴儿痉挛是 TSC 婴儿期最常见的癫痫发作类型，且许多有婴儿痉挛的儿童可能患有 TSC。TSC 患者还可能出现其他类型的癫痫发作，包括局灶性发作和全面性发作。脑电图显示约 75% 的 TSC 患者有癫痼样异常。发生癫痫的风险因素包括皮质胶质神经元错构瘤的存在及 TSC2 基因的致病性变异。MRI 成像特征，如囊肿样皮质胶质神经元错构瘤，可能与较高的癫痫风险相关。尽管并非所有皮质胶质神经元错构瘤都会引发癫痫，但 MRI 表现正常的 TSC 患者仍可能出现癫痫，这表明错构瘤的致痫作用仍需进一步研究。

4. 认知障碍

TSC 患者中有 44%～65% 存在智力障碍，这与婴儿痉挛史、难治性癫痫及胶质神经元错构瘤数量有关。智力障碍的发生率与 2 岁前癫痫发作的出现有显著关联，2 岁前出现癫痫发作的患者智力障碍程度更重。TSC1 和 TSC2 基因变异对智力障碍的影响存在差异，但数据不一致。智力水平在 TSC 患者中差异很大，有的智商正常，有的存在轻度至极重度智力障碍。学习障碍的儿童通常有婴儿痉挛史。此外，疫苗接种史并不是 TSC 患者认知发育不良的危险因素。

5. 孤独症谱系障碍

TSC 儿童中孤独症谱系障碍和孤独症行为较为常见，严重行为问题的发生率为 40%～90%，智力障碍和癫痫发作频率较高是行为障碍的危险因素。孤独症谱系障碍的发生可能与颞叶胶质神经元错构瘤和早发持续性婴儿痉挛相关，特别是在下颞叶右侧梭状回面孔区的胶质神经元错构瘤存在时风险更高。然而，孤独症谱系障碍的风险与胶质神经元错构瘤的具体位置之间的关联尚不明确，有研究显示伴和不伴孤独症谱系障碍的 TSC 患者中胶质神经元错构瘤发生率相近。

6. 行为问题

超过 1/3 的 TSC 患者至少表现出一种行为问题，这些问题虽不属于精神障碍，但会给患者及其家庭带来困扰。这些行为包括过度活跃、冲动、睡眠问题、焦虑、情绪不稳、攻击性、发脾气、缺乏眼神交流、重复和仪式化行为及言语和语言发展迟缓。

7. 注意缺陷多动障碍

TSC 患者中 30% ～ 50% 存在注意缺陷多动障碍，这一比例远超一般人群。注意缺陷多动障碍的风险与额叶癫痫发作或脑电图异常和 *TSC2* 基因的致病性变异有关，但具体的因果关系还不明确。

8. 心血管表现

TSC 患者典型心脏表现为横纹肌瘤，这是常见的儿科良性心脏肿瘤，多为多病灶性，尤其在 0 ～ 4 岁儿童中。横纹肌瘤通常在宫内期发生，可由产前超声检出，虽多数无症状，但可能导致新生儿和婴儿早期出现症状，如心力衰竭、心脏杂音和心律失常。这些肿瘤通常会随着时间自行消退，无症状的肿瘤一般不需要治疗。此外，TSC 有时可引起主动脉缩窄、动脉收缩和主动脉瘤。较之成人，心脏横纹肌瘤更多的是新生儿或幼儿心力衰竭的原因。多数横纹肌瘤无症状，但一旦出现心律失常或其他心脏问题时，都应去有经验的心脏科医生处就诊。少数横纹肌瘤会在患儿服用抗癫痫药卡马西平后进展；亦有报告称，因患婴儿痉挛而服用促肾上腺皮质激素的 TSC 患儿的心脏横纹肌瘤体积会明显增大。因此，在应用以上药物进行治疗前，应进行心脏超声和心电图检查了解心脏状况。

9. 肾脏表现

TSC 患者常见肾脏病变，随年龄增长而增加。最常见的是肾血管平滑肌脂肪瘤，其次是良性囊肿、淋巴管瘤和肾细胞癌。血管平滑肌脂肪瘤可能因增大和出血导致疼痛和肾功能受损，病灶越大，出血风险越高。伴随肾脏病变的 TSC 患者可能会出现肾素依赖性高血压和慢性肾病。

良性肾血管平滑肌脂肪瘤是最常见的 TSC 病变，发生在 70% ～ 80% 的成人和年龄较大的儿童中。无创的超声、CT 或 MRI 技术诊断的准确性高度依赖于病变的脂肪含量。有时小的或低脂肪含量的良性肾血管平滑肌脂肪瘤和恶性肿瘤是很难区分的。当肿瘤大于 4 厘米时，肾血管平滑肌脂肪瘤的主要并发症——出血的发生频率增加。肾血管平滑肌脂肪瘤造成的疼痛也成为一个严重问题。由血管组织、平滑肌和脂肪构成的肾血管平滑肌脂肪瘤是良性错构瘤。这些错构瘤是分界清楚的像肿瘤一样过度增殖的细胞团，可能引起症状，也可能不引起症状。TSC 相关的肾血管平滑肌脂肪瘤的患病率随年龄增加而增加，在成人中双侧肾脏肿瘤或单侧肾脏多个肿瘤是常见的。

TSC 患者的肾血管平滑肌脂肪瘤在幼年发病，但生长缓慢，直到青壮年之前可能都不会有问题。TSC 患者在诊断时就应该进行肾脏影像学检查，随后在一生中定期进行检查。

患 TSC 和肾血管平滑肌脂肪瘤的患者比仅患肾血管平滑肌脂肪瘤而无 TSC 的患者有更大的风险患肾脏恶性肿瘤。因此，TSC 患者需要熟悉 TSC 并能区分肾血管平滑肌脂肪瘤和其他肾脏肿瘤的医生来解读他们的肾脏影像学检查结果，同时也需要放射科医生的密切合作来区分良、恶性血管平滑肌脂肪瘤。一旦发现恶性血管平滑肌脂肪瘤应立刻手术切除。

诊断筛查和随访肾血管平滑肌脂肪瘤和囊肿通常是无症状的，可能不需要治疗，但是需要密切随访，每 1 ～ 2 年进行一次影像学检查，因为积极的治疗可以有效保留肾功能，而对肌体或肾脏的创伤极小。如果肿瘤长大，可能这个占位会导致尿路梗阻。如果血管平滑肌脂肪瘤或囊肿大于 4 厘米就会有出血的风险。血尿、背部或腹部疼痛或者内出血可能是肾脏疾病的首发症状。

TSC 肾脏囊肿通常是多发或者双侧的。占 TSC 肾脏病变的第二位。在 TSC 患者中单个或多个肾脏囊肿的发病率低于肾血管平滑肌脂肪瘤，但是它们发病较早。一些囊肿可能破裂或消失。一个重要的研究发现是在 16 号染色体上多囊肾基因（*PKD1*）与 *TSC2* 基因是紧挨着的。小部分 TSC 患者因为 16 号染色体的大片段缺失，意味着 *TSC2* 基因和 *PKD1* 基因的缺失。这些患者多数从出生开始就有多囊肾，在整个童年时期需要密切监测和治疗。

TSC 患者偶尔可见嗜酸粒细胞腺瘤。

在 TSC 患者中肾细胞癌或肾癌是比较罕见的，一旦出现就是多发的或双侧的。为了防止转移，一旦发现肾细胞癌或肾癌就应手术切除。

TSC 患者的肾脏病变并不需要特殊治疗。但是如果肾脏肿瘤增长过快并没有迹象表明它们是恶性的（如脂肪含量很少或无脂肪的实体瘤），或者手术切除可以缓解尿路梗阻症状，这时就需要手术切除。移除血管平滑肌脂肪瘤的创伤性小的方法（如栓塞）可以减少肾脏损伤，尽可能地保留肾功能。频繁的肾脏影像学检查和良好的临床护理可以使 TSC 患者不会失去全部的肾或经历血管平滑肌脂肪瘤的出血。对大多数 TSC 患者来说早期和积极的治疗是有益的。不幸的是，一些有多囊肾的 TSC 患者不能维持正常的血压。他们的血压通常在疾病早期通过药物来控制，但是最终还是需要透析，有时甚至需要肾移植。值得庆幸的是，成功移植入 TSC 患者身体的肾脏不会出现血管平滑肌脂肪瘤的复发。

10. 肺部表现

TSC 的肺部病变主要有三种表现，分别为肺淋巴管平滑肌瘤病、多灶微结节性肺泡上皮细胞增生和透明细胞瘤。其中肺淋巴管平滑肌瘤病最常见。该病变平均发病年龄为 32 ～ 34

岁，虽然它不仅发生于 TSC 患者中，但的确是 TSC 女性患者肺实质受累的一大特点。

TSC 患者肺部受累的首发症状是轻度运动引起的呼吸短促，自发的气胸或咳嗽，直到三四十岁出现逐渐加重的呼吸困难。TSC 的肺部病变是严重的，致使一些患者最终需要接受肺移植。

最近的研究显示，多数 TSC 女性肺部受累仅有轻微、无症状的表现。《更新版国际结节性硬化症诊断标准、监测和管理建议》（*Updated International Tuberous Sclerosis Complex Diagnostic Criteria and Surveillance and Management Recommendations*）推荐女性患者都应在诊断前如 18 岁前，或诊断明确后如 18 岁后进行肺部 CT 扫描（而不是 X 线）。CT 扫描优于 X 线是因为早期肺部病变很容易被 X 线忽略。若肺部受累诊断明确，所有患者都有必要密切监测病情并反复进行胸部 CT 检查。TSC 的肺部受累是严重的，甚至是致命的。最近，他莫昔芬和孕酮在肺部病变的治疗中取得了令人鼓舞的结果。任何一个 TSC 的肺部受累患者都应进行专科培训成为一位了解肺淋巴管平滑肌瘤病的肺科"专家"。

11. 眼部表现

视网膜损害的表现多种多样，可以从视盘附近的经典桑葚状病变到更为常见的斑状错构瘤。视网膜错构瘤可以是 TSC 患者的唯一症状，也可以与其他症状同时存在。因此，上述表现可能提示 TSC，但不能作为独立诊断 TSC 的依据。

有关 TSC 患者发生视网膜错构瘤概率的报道显示，最低可忽略不计，最高可达 87%，这可能与检查设备及检查者的技术水平有关。虹膜色素缺陷虽然不如视网膜错构瘤常见，但是在一部分 TSC 患者中也有发现。另外，在一些 TSC 患者的视网膜上还发现了与皮肤斑状色素缺失类似的白色斑状色素缺失。诊断试验与随访如果不使用扩瞳及眼底镜间接检查法，可能难以鉴定视网膜的损害，尤其是不能配合检查的儿童。多数的视网膜错构瘤保持在静止期，但是，偶尔有 TSC 患者由黄斑区的大错构瘤导致视觉障碍。视网膜脱落、玻璃体积血、错构瘤增大引起视力丧失的情况较为罕见。对于大多数 TSC 患者，视网膜损害的治疗及反复的眼科检查不是必要的，进行常规的眼部护理就可以。

第 5 节　TSC 基因检测

　　TSC 是一种常染色体显性遗传病，由 *TSC1* 和 *TSC2* 基因的致病变异引起。这两个基因的变异都可以导致 TSC，但 *TSC2* 基因变异通常与更严重的神经系统表型和更高的肾脏恶性肿瘤风险相关。TSC 的遗传测试可以通过二代测序技术来进行，这种技术可以在 90% 以上的 TSC 患者中识别出致病变异。

　　TSC 属于常染色体显性遗传病，可遗传自父母一方。约 1/3 的 TSC 病例为遗传性，2/3 为新生病例。遗传性 TSC 中，*TSC1* 基因变异和 *TSC2* 基因变异所致病例的比例相近；新生病例中，4/5 由 *TSC2* 基因变异所致。总体而言，约 30% 的 TSC 患者存在 *TSC1* 基因致病性变异，约 70% 存在 *TSC2* 基因致病性变异。一般认为，*TSC2* 基因变异相关的疾病更严重，但也不一定。TSC 基因检测的目的是确诊 TSC，评估家族遗传风险，以及为患者提供个性化的管理和治疗。*TSC1* 和 *TSC2* 基因检测的意义如下：对未曾怀疑过 TSC 的个体做出诊断；对满足 1 项主要标准或 2 项次要标准的疑似 TSC 患者进行确诊，尤其有助于产前诊断（横纹肌瘤胎儿），以及年龄太小而不满足诊断标准的婴幼儿；通过针对已知家族性变异的检测，更容易评估父母和同胞；孕前咨询和计划，可能包括植入前胚胎遗传学诊断、妊娠期绒毛膜绒毛取样或羊膜穿刺术；可能诊断 TSC 合并多囊肾。*TSC2* 基因的位置邻近多囊肾基因（*PKD1*），一些个体存在包含这两个基因的邻近基因缺失；可能通过基因型－表型关联获得预后信息；可能识别体细胞或性腺嵌合（一些组织存在基因变异，而其他组织不存在）。

总的来说，TSC 基因检测是诊断和治疗 TSC 的重要组成部分。通过基因检测，医生可以更好地理解疾病的遗传基础，为患者和家庭提供定制化的医疗护理和咨询。

第 6 节　TSC 的治疗

TSC 是一种遗传性疾病，以多器官受累和良性肿瘤的形成为特征。其治疗方法多样，旨在控制症状、提高生活质量，并减缓病变的进展。预后则取决于疾病的严重程度和治疗的及时性。

治疗 TSC 的方法包括药物治疗、手术治疗及支持性治疗。药物治疗主要针对痫性发作、肾脏病变、心脏肿瘤及皮肤病变。抗癫痫药是控制痫性发作的首选，而哺乳动物雷帕霉素靶蛋白抑制剂则能够有效减小肾脏和其他器官的肿瘤体积。对于无法通过药物控制的肿瘤或症状，手术治疗成为必要的选择，如肾脏肿瘤切除或者脑部肿瘤切除。支持性治疗包括康复训练、心理支持和营养管理等。由于 TSC 可能影响智力和行为，儿童患者常需接受特殊教育和行为疗法。社会和心理支持对于提高患者及其家庭的生活质量同样重要。

表 1-1 介绍了结节性硬化症的监测建议。

表 1-1　TSC 监测建议

部位	步骤	新诊断或疑似 TSC 患者	已确诊患者
大脑	脑磁共振成像	是	每 1～3 年一次，直至 25 岁；如果童年时出现室管膜下巨细胞星形细胞瘤，则成年后定期检查
	脑电图	是；如果异常，则进行 24 小时视频脑电图随访	根据临床需要确定常规脑电图；当癫痫发作不明确或出现不明原因的行为或神经系统变化时，进行视频脑电图检查
	TSC 相关神经精神障碍检查表	是	至少每年在每次门诊时
	TSC 相关精神障碍综合评估	如果 TSC 相关精神障碍检查表分析证明有必要	在关键发展时间点（年）：0～3 岁、3～6 岁、6～9 岁、12～16 岁、28～35 岁，此后视需要而定
	为婴儿父母提供咨询	教育父母识别婴儿痉挛症	不适用
皮肤、眼睛、牙齿	通过散瞳眼底镜进行全面眼科检查	是	如果基线时发现病变或症状，则每年一次
	详细的皮肤检查	是	每年
	详细的牙科检查	是	每 6 个月
	牙齿全景 X 线片	如果年龄为 7 岁或以上有必要	如果以前没有做过，7 岁时开始监测

部位	步骤	新诊断或疑似 TSC 患者	已确诊患者
心脏	胎儿超声心动图	只有在产前超声检查发现横纹肌瘤的情况下	不适用
	超声心动图	对儿童有影响，尤其是 3 岁以下的儿童	如果无症状儿童出现横纹肌肉瘤，则每 1 ~ 3 年一次；有症状者则更频繁
	心电图	是	每 3 ~ 5 年一次；如有症状则更频繁
肾脏	血压	是	每年
	腹部磁共振成像	是	每 1 ~ 3 年
	肾小球滤过率测试	是	每年
肺部	临床筛查淋巴管平滑肌瘤病症状	是	每次就诊时
	肺功能测试和 6 分钟步行试验	所有 18 岁或 18 岁以上女性；成年男性只有在有症状时才可使用	如果高分辨率计算机体层成像检测到肺囊肿，则每年一次
	胸部高分辨率计算机体层成像	是	如果高分辨率计算机体层成像检测到肺囊肿，则每 2 ~ 3 年检测一次；否则每 5 ~ 10 年检测一次

部位	步骤	新诊断或疑似 TSC 患者	已确诊患者
肺部	就吸烟和使用雌激素的风险提供咨询	青少年和成年女性	在每次就诊时，有淋巴管平滑肌瘤病风险的人
遗传学	遗传学咨询	获取三代家族史	提供 *TSC1/TSC2* 基因检测，如果之前未对育龄个体进行过检测，则提供相关咨询

　　总体而言，TSC 的治疗需要综合考虑，涉及多学科团队的密切合作。通过个性化治疗方案和全面的医疗支持，患者的生活质量有望得到显著提升。然而，TSC 仍是一种终身疾病，需要患者和医疗团队长期的关注和管理。

第 7 节 TSC 的预后

　　TSC 是一种慢性且进展性严重的疾病，其临床表现千差万别，在不同个体间存在显著的差异。这种疾病的特点是从轻微的皮肤病变开始，可以逐步发展为严重的神经系统及全身性疾病表现。一些患者可能仅表现为局部的皮肤症状，而另一些患者会经历更为复杂和深远的神经系统损害，甚至影响整个身体的多项功能。

　　TSC 患者的死亡率显著高于普通人群，这主要是因为该疾病会引起重要器官和系统的多种并发症，最终对患者的生命构成威胁。

　　梅奥诊所的一项研究发现，许多 TSC 患者因严重的神经系统疾病，如室管膜下巨细胞星形细胞瘤和癫痫持续状态，或肾脏疾病，如肾癌、肾血管平滑肌脂肪瘤、肾出血及肾衰竭而不幸去世。同时，肺部疾病和支气管肺炎也被发现是 TSC 患者死亡的常见原因之一。

　　在此基础上，一项来自于英国的研究更进一步揭示了 TSC 的危险性，表明该疾病的并发症，如肾脏疾病及癫痫的意外猝死（SUDEP）等，会对患者的生命产生显著的影响。这项研究指出，很多病例因淋巴管平滑肌瘤病及其他严重并发症而导致死亡，显示出此疾病在全身多系统的破坏力。

因此，TSC 不仅仅局限于皮肤或神经系统的表现，其带来的系统性风险使得全面和深入的临床管理变得尤为重要。

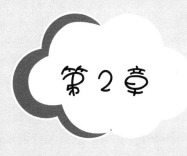

TSC 与癫痫的护理

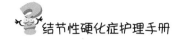

第 1 节　TSC 患者癫痫的发病率

TSC 是一种遗传性疾病，以多器官受累和良性肿瘤的形成为特征。癫痫是 TSC 患者常见的神经系统表现之一，TSC 患者中有 80%～90% 会在其一生中发展出癫痫症状，这一比例远高于普通人群。癫痫的发作通常在儿童早期就开始出现，特别是在 5 岁之前。TSC 相关的癫痫发作形式多样，包括婴儿痉挛、局灶性发作、全身性发作等，这些发作的多样性给临床治疗带来了挑战。TSC 患者癫痫的高发病率与 TSC 基因突变导致的脑内结节和皮质发育不良有关。这些神经系统的异常结构是癫痫发作的潜在诱因。此外，TSC 患者的癫痫通常难以控制，抗癫痫药的效果有限，部分患者可能需要通过手术或者饮食疗法来管理癫痫。TSC 患者的癫痫发病率与遗传变异类型、病变位置及其他个体差异因素有关，这意味着每位患者的临床表现和治疗需求可能不尽相同。因此，对于 TSC 患者的癫痫管理，需要个体化的治疗方案，结合药物治疗、手术治疗及其他辅助疗法，以期达到最佳的疗效。

TSC 患者的癫痫发病率极高，对患者的生活质量和健康造成了严重影响。尽管目前的治疗手段在一定程度上可以减缓病情进展，但仍需进一步的研究以寻找更有效的治疗方法，以改善 TSC 患者的预后和生活质量。

第 2 节 TSC 患者常见的癫痫发作类型

婴儿痉挛症是一种发生于婴儿期和儿童早期的年龄特异性癫痫性疾病。婴儿痉挛症通常表现为癫痫性痉挛及脑电图示高峰失律。1841 年，West 首次报告了婴儿痉挛症。West 综合征即痉挛、精神运动发育停滞和高峰失律三联征。国际抗癫痫联盟采用术语婴儿癫痫性痉挛综合征来囊括表现为癫痫性痉挛的婴儿，无论是否符合 West 综合征的所有标准。

婴儿痉挛症的临床表现：是婴幼儿期起病的癫痫性痉挛，通常伴有脑电图示高峰失律及发育倒退。大多数（90%）婴儿痉挛症患儿起病时不到 1 岁，通常在 3 ～ 12 月龄。如果起病年龄为 1 月龄～ 2 岁，则宜考虑婴儿癫痫性痉挛综合征这一综合征诊断。1 月龄前出现的癫痫性痉挛应警惕其他早发性发育性和癫痫性脑病，这些疾病归类为单独的癫痫综合征。最初可能将婴儿痉挛症误诊为其他情况，如高度易激惹、过分惊跳反应和 / 或腹绞痛，因此真实的起病年龄可能不明。婴儿痉挛症可累及颈部、躯干和四肢肌肉，通常对称且同步，但也可出现不同的临床形式。肌肉活动通常分两个阶段。第一阶段是一个或多个肌群突然短暂挛缩，第二阶段是较长时间的强直期。初始相位性挛缩时间不足 2 秒，接下来强度较小的强直性挛缩通常持续 2～10 秒。有时相位性挛缩持续不足 0.5 秒且无强直期。

大多数痉挛（80%）表现为 2～125 次痉挛的群集性发作，频率高达每分钟 13 次。每一群集中的痉挛强度和频率通常逐渐增加至峰值，随后衰减至停止（渐强–渐弱模式）。虽然单次痉挛的平均持续时间为 4～10 秒，但群集性发作可持续数分钟。一次群集性发作中可能会出现不同的癫痫发作类型。父母可能会在群集发作开始时观察到患儿行为改变。

在觉醒状态下和白天，痉挛发作更频繁。群集性发作往往发生于觉醒后，而不是睡眠中。一项视频脑电图监测研究发现，年龄较小（＜3 岁）的患者更常在 9:00—12:00 和 15:00—18:00 发生痉挛，而年龄较大的患者最常在 6:00—9:00 发生痉挛。患儿的睡眠模式特点是夜间频繁觉醒。光刺激、身体接触（触摸、抱动、摇晃等）、喂食或响亮声音不会诱发痉挛，虽然它们看似有这种作用。

父母和医护人员可能很难识别和准确报告痉挛。尽管大范围肌肉挛缩容易识别，但局限于腹部肌肉的短暂挛缩或许只能通过视频脑电图监测发现。单次痉挛，甚至一些群集性痉挛可能都是短暂发作，见于从睡眠中觉醒时，而此时无人观察婴儿。对比父母报告的癫痫发作与视频脑电图的监测结果发现，监测结果为父母报告频率的 5～10 倍。

局灶性发作是 TSC 患者中另一种常见的癫痫类型。这种发作起源于大脑的特定区域，并可能表现为简单局灶性发作（患者保持意识清醒）和复杂局灶性发作（患者伴有意识障碍）。局灶性发作的症状因发作部位不同而异，可能包括肢体抽搐、感觉异常或认知功能障碍。

全身强直阵挛发作是 TSC 患者可能遭遇的一种严重的癫痫类型。这种发作涉及全身肌肉的强直和阵挛，通常会导致意识丧失。全身强直阵挛发作可能对患者的身体和心理健康产生深远的影响。

除了上述类型外，TSC 患者还可能经历失神发作和肌阵挛发作等其他类型的癫痫。失神发作表现为短暂的意识中断，而肌阵挛发作则是快速、突然的肌肉收缩。

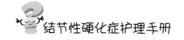

第 3 节　　TSC 相关癫痫发作期护理

首先，TSC 相关癫痫发作时，保持冷静是至关重要的。护理人员应迅速评估患者的安全，预防患者在发作时受伤。应确保患者处于安全的位置，避免头部受到撞击，必要时使用软垫物质保护头部。同时，应将患者翻至一侧，以保持呼吸道通畅，并防止呕吐物吸入。在发作期间，切忌强行按住患者的肢体或试图将任何物品放入患者口中，以防造成更严重的伤害。

其次，护理人员应密切监测患者的生命体征，包括心率、呼吸和意识状态。如果发作持续时间较长或患者之后未能迅速恢复意识，应立即寻求医疗帮助。同时，护理人员应记录发作的具体情况，如发作的时间、持续时间、发作类型及任何先兆症状，这些信息对医生调整治疗方案和药物剂量至关重要。

此外，TSC 患者癫痫发作的护理还包括教育和支持。家属和照顾者应接受相关知识的培训，学习如何在家庭环境中正确应对癫痫发作。当 TSC 儿童患者在院外出现癫痫持续状态，家长应该采用以下应对方式。

1. 应保持镇定

因为情绪激动会加重孩子的症状。情绪稳定对孩子的病情有很大的影响，因此家长需要保持冷静和理智。

2. 保护孩子

将孩子放在一个安全的地方，远离尖锐物体，比如刀具等利器；或者孩子正处于危险的环境中，比如孩子附近有热水或者孩子正在骑自行车、游泳等，家长需要确保孩子不会受伤，可以将孩子放在床上或者地板上，并用软垫子保护孩子的头部。

3. 保持通风

需要确保周围环境通风良好，疏散围观人群，如果在室内可以打开窗户或者通风扇，让孩子有足够的新鲜空气。

4. 保持呼吸道通畅

将孩子的头部轻轻偏向一侧，有利于分泌物和呕吐物顺着嘴角排出，保持呼吸道通畅。

5. 记录发作时间

家长需要记录癫痫发作的时间和持续时间，以便后续就医时能提供有价值的信息，协助医生进行医疗诊断和治疗。记录下发作前的情况，比如孩子最近是否发生过类似的情况、是否有特殊的饮食或药物，发作前孩子是否在做运动，发作的时间段是否有规律等。

6. 寻求医疗帮助

如果孩子出现癫痫持续状态，或者发作频繁，家长应立即拨打急救电话或者送孩子到医院就诊。

就医后，医生、护士在接诊癫痫发作患儿时，需要先迅速

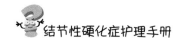

评估患儿的病情，包括观察呼吸、心率、血压等生命体征，并了解发作的具体情况和持续时间。确保患儿的呼吸通畅，建立静脉通路、心电监测，必要时给予吸氧、止痉等。尽快寻找癫痫发作的病因，包括查明是否有药物过量、血药浓度不足、低血糖、感染等可能的诱因，以便采取相应的治疗措施。医生、护士需要根据患儿的具体情况，给予合适的药物治疗，控制发作，并避免发作的再次发生。及时通知患儿的家长或监护人，告知病情的严重程度和治疗方案，以便家长能够配合医护人员进行治疗和护理。

癫痫患儿的发作视频是很重要的，录制癫痫发作时的视频对医生诊断、治疗和日常护理都有很大的帮助，那么癫痫发作时应如何录制视频？

第一，先确认患儿是否安全，环境是否安全，如果患儿没有摔倒，是在床上或者沙发上，拿起手机尽早录像，早期的视频对医生诊断病情很重要。第二，要注意光线，不要逆光，保证视频的画质质量是清晰的。第三，不能只录局部，比如只录嘴角或者手，医生更想了解另一侧肢体的表现和全身的情况，因此选择合适的角度和距离，尽量选择能够清晰记录患儿面部和身体动作的角度，距离不宜过远，确保能够观察到细节，同时又要保证将患儿头、四肢、躯干全部录入画面，录到整体。如果能采用稳定的拍摄工具更佳，比如使用固定的支架或者稳定的手持设备进行拍摄，以避免画面晃动和模糊。

尽可能长时间地录制视频，目前家用监控也相当普及，将监控装在患儿主要活动场所，以利于回放患儿从发作前到发作的整个过程，监控录像的优势大于手机录像，不仅不影响家长对患儿的照护，还可以保证患儿癫痫发作过程的完整性，以便医生观察发作的起始、过程和结束，以及发作后的情况。在录制视频时，要注意保护患儿的隐私，避免录制过于个人化的部分。

录制过程中，家长切勿按压患儿的肢体或者遮挡患儿，避免影响医生对患儿病情的判断。就医时将视频提供给其他护理人员或专业医护人员观看，有助于他们更好地了解患儿的病情，提供更专业和有针对性的护理建议。

最后，预防措施的制订对于降低 TSC 患儿癫痫发作的频率和严重性至关重要。这包括确保患儿定期服用抗癫痫药物，遵医嘱，以及避免已知的诱发因素，如睡眠不足、压力过大和特定的闪烁光源。

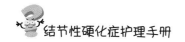

第 4 节　脑电图监测的必要性

脑电图监测在 TSC 的诊断和治疗中扮演着重要角色，尤其是在监测和管理与之相关的癫痫发作方面，TSC 患者常常伴有癫痫发作，其发生率高达 80%～90%。脑电图监测是识别和分类癫痫发作的关键手段，通过监测大脑电活动的异常，医生可以确定癫痫的类型及其起源区域。这对于制订个性化的治疗方案至关重要，因为不同类型的癫痫可能需要不同的治疗策略。

TSC 患者的癫痫发作可能难以通过临床症状来识别，尤其是婴幼儿。在这些情况下，脑电图监测可以帮助医生检测到临床上不明显的发作，即所谓的亚临床发作。这些发作如果不加以控制，可能会对患者的大脑发育和认知功能造成不利影响。

TSC 患者在进行药物治疗或手术治疗时，脑电图监测对于评估治疗效果具有重要意义。通过连续或定期的脑电图监测，医生可以追踪癫痫发作的频率和模式的变化，及时调整治疗方案，最大限度地减少癫痫发作对患者的影响。

脑电图监测对于预防 TSC 患者的意外伤害同样重要。癫痫发作可能导致跌倒、意外伤害甚至危及生命的情况，因此及时识别和治疗癫痫发作对于提高患者生活质量和安全性至关重要。

　　脑电图监测对于 TSC 患者的管理至关重要。它不但有助于诊断和分类癫痫，而且在监测治疗效果、预防意外伤害及保护患者的神经发育和认知功能方面都发挥着不可或缺的作用。因此，在 TSC 的综合治疗中，应当重视脑电图监测，并将其作为常规的监测手段。

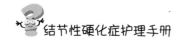

第5节　脑电图监测的注意事项

脑电图监测是一种广泛应用于儿童的神经生理检查方法，通过记录大脑电活动的变化，帮助医生诊断和评估多种神经系统疾病，如癫痫。然而，为了确保检查结果的准确性和可靠性，家长和医护人员需在儿童进行脑电图监测前后注意以下几点。

1.检查前的准备至关重要

儿童应在检查前洗头，保持头皮清洁，以便电极的粘贴和信号的捕捉。应避免使用护发素或发胶等可能干扰电极粘贴的护理产品。

2.在检查过程中，家长的配合也至关重要

特别是对于年幼的儿童，家长的安抚和引导可以帮助他们保持平静，减少不必要的动作，从而避免产生干扰信号。家长应向儿童解释检查的过程，让他们明白检查是安全、无痛的，以减轻他们的恐惧和焦虑。

3.检查时应避免任何可能产生电磁干扰的物品

如手机、电子游戏设备等，因为这些设备的使用可能会导致脑电图信号的干扰，影响结果的判断。

4.检查后，家长应关注儿童的反应和感受

虽然脑电图监测一般不会引起不适，但部分儿童可能因为过度紧张而感到疲倦或有轻微的头痛。家长应及时提供安慰，并在必要时寻求医生的帮助。

5. 脑电图检查后清洗导电膏或凝胶

脑电图检查时通常会使用一种导电膏或凝胶来固定电极并提高信号的质量。这些物质可能会粘在头发上，给清洗带来一些困难。尤其对于儿童来说，要粘贴牢固才能防止儿童随时抓扯，避免导线脱落。以下是一些清洗头发的步骤和建议。

（1）使用温水：首先用温水彻底湿润头发，如果做的时间久，湿润的时间可以更长一些，这有助于软化导电膏或凝胶。

（2）应用洗发水：涂上足量的洗发水，尤其是在有导电膏或凝胶的地方。让洗发水在头上停留几分钟，以便充分分解黏性物质。

（3）轻柔按摩：用指尖轻柔地按摩头皮，特别是粘有导电膏的区域。避免用指甲刮，因为这可能会刺激头皮。

（4）充分冲洗：用温水彻底冲洗头发，直到所有的洗发水和导电膏都被清洗掉。

（5）重复洗发：如果第一次洗发后导电膏或凝胶没有完全去除，可以重复上述过程。

（6）使用护发素：洗净头发后，可以使用护发素来帮助解开任何打结的头发，并使头发更容易梳理。

（7）温和梳理：在头发湿润的情况下，使用宽齿梳温和地梳理头发，以去除任何残留的导电膏。

（8）适当吹干：使用吹风机在低热模式下吹干头发，或者让头发自然晾干。

（9）如果导电膏或凝胶难以清除，可以尝试使用含有溶剂的产品（如某些去胶剂或油性物质，如橄榄油或润肤油），但在使用这些产品前最好咨询医生或护士，以确保不会对头皮造成刺激。在使用这些产品之后，还需要再次使用洗发水和护发素彻底清洗头发。

儿童行脑电图监测是一项简便、安全的检查，但为了保证检查的有效性，家长和医护人员需共同注意以上事项。通过适当的准备和配合，可以最大限度地减少干扰因素，确保获得准确的检查结果，为儿童的健康护航。

第 6 节　MRI 检查注意事项

MRI 检查是一种非侵入性的医疗检查方法，可以帮助医生诊断病情并制订治疗方案。然而，在接受 MRI 检查之前，成人和儿童都需要注意一些事项，以确保检查的顺利进行和安全性。接受 MRI 检查前，患者需要告知医生自己是否有金属植入物、心脏起搏器、人工耳蜗等。因为 MRI 机器中使用的是强磁场和无线电波，这些金属物品可能会对检查产生影响甚至危险。因此，医生需要根据患者的情况决定是否进行 MRI 检查。

对于儿童来说，他们可能会因为对医疗设备的恐惧而感到紧张或不配合。因此，家长在带孩子进行 MRI 检查时需要耐心和理解，可以提前跟孩子解释检查的过程和重要性，帮助他们放松心情。有些医院还提供专门针对儿童的 MRI 检查设备，如装饰成动物或卡通形象的机器，以吸引孩子的注意力，减轻他们的恐惧感。对于一些年幼的儿童或者特别焦虑的儿童，医务人员可能会建议使用镇静剂或麻醉药物来帮助他们完成 MRI 检查。在这种情况下，通常会在患儿入睡后再进行 MRI 检查，以确保他们能够保持安静、不动并获得清晰的图像。在使用镇静剂或麻醉药物之前，医务人员会评估患儿的健康状况和药物过敏史，确保选择合适的药物和剂量。家长需要听取医务人员的建议，并提前了解相关注意事项，如需要空腹检查等。

一旦患儿入睡后，医务人员会监控他们的状况并确保他们在整个检查过程中安全无恙。完成MRI检查后，患儿会在监护下逐渐苏醒，家长也需要密切观察患儿的状况并遵医嘱。这种方法通常适用于特别难以配合的儿童或需要较长时间的检查，以确保检查结果的准确性和儿童的安全。如果家长对这种方法有任何疑问或担忧，可以随时向医务人员咨询。此外，无论是成人还是儿童，在接受MRI检查前都需要摘下身上的金属物品，如首饰、手表等。因为这些物品会在强磁场中受到吸引力，可能会对检查产生干扰。同时，患者还需要脱掉衣服，并穿上医院提供的病服，以确保检查的准确性和安全性。

对于患有TSC的患者来说，MRI检查是非常重要的。MRI可以帮助医生确定TSC患者体内的肿瘤和其他异常情况的位置、大小和性质。通过MRI检查，医生可以及早发现和监测TSC患者的肿瘤和其他异常情况，从而及时采取治疗措施。此外，MRI检查还可以评估TSC患者的脑部和其他器官的情况，帮助医生制订个性化的治疗方案。在接受检查时，家长需要注意以上提到的事项，以确保检查的顺利进行和安全性。

第 7 节　TSC 药物治疗及护理

1. 常见的抗癫痫药物的种类

药物治疗是 TSC 相关癫痫发作的主要治疗手段之一。TSC 是一种遗传性疾病，患者常伴有皮肤异常、脑部结节、心脏瘤及其他器官的良性肿瘤。癫痫是 TSC 患者常见的并发症，大约有 80% 的患者会出现癫痫发作。了解常见的抗癫痫药物种类对于治疗和管理 TSC 患者的癫痫发作至关重要。

（1）氨己烯酸：是 γ- 氨基丁酸转氨酶的不可逆抑制剂，能提高中枢神经系统中 γ- 氨基丁酸的浓度，氨己烯酸作为难治性局灶性癫痫发作患者的辅助治疗药物，对 TSC 患儿出现的婴儿痉挛症可能特别有效。美国食品药品监督管理局对氨己烯酸发布了关于永久性视力丧失风险的黑框警示，因此，处方医生、患者和药房都必须参与风险评估与减轻策略项目。在开始治疗前应进行视野检查，并在之后每 6 个月复查一次。对于无法进行视野检查的患者，使用光学相干断层扫描来监测视力可能是有效的。氨己烯酸的常见不良事件包括嗜睡、乏力、头痛和头晕，还可发生抑郁和体重增加。

（2）氯巴占：是苯二氮䓬类药物，与 γ- 氨基丁酸 A 受体结合，通过增加神经元对氯离子的膜通透性促进内源性 γ- 氨基丁酸的抑制性作用，氯巴占广泛用于治疗局灶性癫痫发作。常见的不良反应包括嗜睡和镇静、构音障碍、流涎、疲倦、攻击性或其他行为改变、感染及便秘，其中疲倦和行为改变最常见。

（3）大麻二酚：适用于治疗 1 岁及以上患者与 Lennox-Gastaut 综合征、Dravet 综合征或 TSC 相关的癫痫发作。最常见的不良反应是腹泻、嗜睡、食欲下降、转氨酶升高、乏力、不适、失眠和其他睡眠问题，以及感染。

（4）卡马西平：卡马西平可能在电压依赖性钠通道从激活状态转化为失活状态后，与钠通道结合。这种结合延长了失活期，并在细胞即将发生去极化时抑制产生快速动作电位。这种作用随着神经元的放电频率增加而增强。卡马西平已广泛用作抗癫痫药物来治疗局灶性和全面性癫痫发作。卡马西平的常见全身性不良反应包括恶心、呕吐、腹泻、低钠血症、皮疹、瘙痒和液体潴留。使用卡马西平发生皮疹的患者，在使用奥卡西平、拉莫三嗪、苯妥英或苯巴比妥时也更可能发生皮疹。

（5）氯硝西泮：是苯二氮䓬类药物，与 γ- 氨基丁酸 A 受体结合，通过增加神经元对氯离子的膜通透性促进内源性 γ-氨基丁酸的抑制性作用，氯硝西泮最常用于肌阵挛和失张力发作的辅助治疗。氯硝西泮的不良反应主要包括嗜睡、共济失调和行为改变。

（6）加巴喷丁：加巴喷丁与电压依赖性钙通道的 α-2-δ 辅

助亚基结合，可能抑制钙离子内流并减少神经递质释放。加巴喷丁用于难治性局灶性癫痫发作的辅助治疗。加巴喷丁的主要不良反应是镇静，应谨慎与其他有镇静作用的药物联用，包括阿片类和苯二氮䓬类。其他常见不良反应包括头晕、共济失调和体重增加。加巴喷丁过量使用可能造成或加重呼吸抑制，可能引起致命后果，特别是在使用阿片类药物时。

（7）拉考沙胺：拉考沙胺选择性促进电压依赖性钠通道的缓慢失活，该作用能够使过度兴奋的神经元细胞膜稳定并抑制神经元重复放电。拉考沙胺用于 1 月龄及以上患者局灶性癫痫发作的单药治疗或辅助治疗，4 岁及以上患者原发性全面强直阵挛性癫痫发作的辅助治疗。拉考沙胺的耐受性通常较好。最常报道的不良反应为头晕、恶心、眩晕、协调异常和共济失调。

（8）拉莫三嗪：用于成人和 ≥ 2 岁儿童局灶性癫痫发作的辅助治疗，以及用于原发性全面强直阵挛性癫痫发作和 Lennox-Gastaut 综合征的辅助治疗。拉莫三嗪的全身性不良反应包括皮疹和恶心，神经毒性作用主要为头晕和嗜睡。

（9）左乙拉西坦：是一种广谱抗癫痫药。获批用于以下情况的辅助治疗：儿童及成人癫痫患者的局灶性发作，≥ 12 岁肌阵挛性癫痫患者的肌阵挛性发作，以及 ≥ 6 岁特发性全面性癫痫患者的原发性全面强直阵挛性发作，左乙拉西坦作为非常年幼儿童（新生儿至 4 岁儿童）的辅助治疗药物也很有效。左

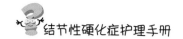

乙拉西坦的耐受性相对较好。最常见的不良反应包括乏力、嗜睡、头晕和感染（上呼吸道感染）。

（10）奥卡西平：奥卡西平的化学结构与卡马西平相似，作用机制也很可能相似。奥卡西平及其活性代谢产物 10-羟基卡马西平可阻断电压敏感钠通道、增加钾离子电导，以及调节高电压激活钙通道的活性。奥卡西平可作为单药治疗药物用于 ≥4 岁患者的局灶性癫痫发作，也可作为辅助治疗药物用于 ≥2 岁患者的局灶性癫痫发作。对于局灶性癫痫发作和继发性全面强直阵挛性癫痫发作，奥卡西平的疗效与卡马西平及其他一线治疗药物相当。奥卡西平的最常见不良反应为镇静、头痛、头晕、皮疹、眩晕、共济失调、恶心、低钠血症和复视，儿童和成人使用奥卡西平都可出现罕见但严重的超敏反应，包括 Stevens-Johnson 综合征、中毒性表皮坏死松解症及多器官超敏反应，通常发生在刚开始用药的几周内。

（11）吡仑帕奈：是一种口服有活性的非竞争性 α-氨基 -3-羟基 -5-甲基 -4-异噁唑丙酸型谷氨酸受体拮抗剂。该药似乎能够抑制 α-氨基 -3-羟基 -5-甲基 -4-异噁唑丙酸诱导的细胞内钙离子增加，从而降低神经元兴奋性。用于治疗 ≥4 岁癫痫患者的局灶性癫痫发作（无论是否继发全面发作），以及用于 ≥12 岁癫痫患者原发性全面强直阵挛性癫痫发作的辅助治疗，最常见不良反应包括头晕、嗜睡、头痛、乏力、易激惹、步态障碍、跌倒、恶心和体重增加。

（12）苯巴比妥：苯巴比妥与 γ- 氨基丁酸 A 受体结合，通过延长 γ- 氨基丁酸介导的氯离子通道开放时间来增强 γ- 氨基丁酸的作用。该过程使跨膜的氯离子流增加，引起神经元超极化（如抑制膜去极化）。苯巴比妥是目前仍在使用的最早抗癫痫药之一。苯巴比妥可有效治疗全面性和局灶性癫痫发作，该药具有镇静作用。苯巴比妥最常见的不良反应是镇静、注意力不集中，以及心境改变（包括抑郁）。儿童可能出现多动。长期使用，患者发生骨密度降低、掌腱膜挛缩症、跖部纤维瘤病和冻结肩的风险增加，另一个风险是妊娠致畸性。

（13）托吡酯：具有多种作用机制，能够阻断电压依赖性钠通道，增加 γ- 氨基丁酸 A 受体上非苯二氮䓬结合位点的 γ- 氨基丁酸活性，并拮抗 α- 氨基 -3- 羟基 -5- 甲基 -4- 异噁唑丙酸 / 红藻氨酸 - 谷氨酸受体。该药还能轻微地抑制中枢神经系统中的碳酸酐酶。托吡酯获批用于 ≥ 2 岁患者局灶性癫痫发作或原发性全面强直阵挛性癫痫发作的初始单药治疗，也获批用于 Lennox-Gastaut 综合征相关癫痫发作的辅助治疗。不良反应包括认知功能障碍、体重减轻、镇静、感觉异常、乏力、头晕、抑郁和情绪问题，托吡酯可引起出汗减少，从而导致热耐受不良和高热（特别是儿童）。

（14）丙戊酸钠：具有多种细胞作用机制，因此其临床疗效广泛。丙戊酸钠是一种广谱抗癫痫药，可单独使用或与其他药物联用治疗全面性和局灶性癫痫发作，被认为是治疗特发性全面性癫痫伴全面强直阵挛性癫痫发作的最有效抗癫痫药。其也对失神癫痫有效。丙戊酸钠的不良反应包括恶心、呕吐、脱发、易发瘀斑和震颤，也与体重增加、肥胖、胰岛素抵抗和代谢综合征有关，丙戊酸钠可发生更严重的毒性反应，包括高氨血症脑病、急性肝细胞损伤和急性胰腺炎。

（15）唑尼沙胺：是一种磺胺类衍生物，其主要作用机制似乎是阻断电压依赖性钠通道及 T 型钙通道。唑尼沙胺是一种广谱药物，已证实其用于成人和儿童局灶性和全面性癫痫发作的辅助治疗有效，该药对肌阵挛性癫痫也有作用。最常报道的唑尼沙胺不良反应为嗜睡、共济失调、厌食、意识模糊、思维异常、神经质、乏力和头晕；有报道称儿童使用该药出现出汗减少和发热，大多数不良反应为自限性。

总的来说，现已十分明确低钠血症是奥卡西平和卡马西平的不良反应，因此，使用奥卡西平或卡马西平治疗前测定血清钠浓度，并在患者达到治疗剂量时复查。接受长期治疗的患者如果出现提示低钠血症的症状如嗜睡、脑病和头痛，则应检查血清钠浓度。癫痫患者发生骨病的风险较高，因为其跌倒和身体创伤风险较高，相关因素包括癫痫发作本身、癫痫的基础神经系统疾病（如脑卒中、脑瘫），以及某些抗癫痫药的影响可损害步态稳定性及改变骨和矿物质代谢。

2. 口服抗癫痫药物的护理要点

应该严格按照医生的指导使用药物。这包括遵守正确的剂量、用药频率及用药时长。任何自行调整药量或停药的行为都可能导致药物治疗效果的降低或产生严重的不良反应。

抗癫痫药物在起效后，通常需要长期连续使用以维持疗效。不应该因为症状的暂时缓解而中断用药，除非是在医生的指导下。突然停药可能会引起癫痫发作的加剧甚至连续发作。

患者在用药期间应该避免饮酒和使用其他可能与抗癫痫药物产生相互作用的药物。饮酒可能会增加药物的不良反应，而某些药物的相互作用可能会降低抗癫痫药物的效果或增加发作风险。患者在用药期间需要定期进行血液检查和健康监测，以便及时发现药物可能引起的不良反应，如血液系统的变化、肝脏功能的异常等。一旦出现不良反应，应立即联系医生进行处理。

3. 血药浓度检测的必要性

血药浓度检测对于评估药物疗效至关重要。药物在体内的浓度与其疗效之间通常存在一定的相关性。通过监测血药浓度，医生可以判断药物是否达到了预期的治疗浓度，从而评估治疗效果。此外，不同个体的代谢能力差异导致同样剂量的药物在不同患者体内的药物浓度可能存在巨大差异。因此，血药浓度检测能够为医生提供个体化治疗的依据，确保药物疗效的最大化。

血药浓度检测有助于预防药物不良反应。药物浓度过高可能导致毒性反应，而过低则可能导致治疗失败。通过定期监测，医生可以及时调整药物剂量，预防药物浓度过高或过低，从而降低不良反应的风险。

血药浓度检测对于指导临床合理用药不可或缺。药物治疗过程中，患者的病情、肝肾功能等因素可能发生变化，这些变化都可能影响药物的代谢和清除。通过血药浓度检测，医生可以根据患者的实际情况调整治疗方案，避免盲目用药，实现精准治疗。

随着个体化医疗的不断发展，血药浓度检测在临床实践中的重要性日益凸显。它不仅能够提高药物治疗的安全性和有效性，还能够降低医疗成本，避免不必要的药物浪费。

血药浓度检测对于确保药物疗效、预防不良反应、指导合理用药具有不可替代的作用。

4. 哺乳动物雷帕霉素靶蛋白抑制剂的应用及不良反应观察

随着医学研究的不断深入，哺乳动物雷帕霉素靶蛋白抑制剂在治疗 TSC 方面展现出了显著的疗效。TSC 是一种遗传性疾病，以多器官受累和良性肿瘤的形成为特征。哺乳动物雷帕霉素靶蛋白抑制剂通过调节哺乳动物雷帕霉素靶蛋白信号通路，减缓肿瘤生长和发展，改善患者的生活质量。

哺乳动物雷帕霉素靶蛋白抑制剂主要包括西罗莫司（雷帕霉素）和依维莫司，这两种药物均被批准用于治疗 TSC 相关的病症。雷帕霉素最初作为一种免疫抑制剂用于器官移植，而依维莫司则是雷帕霉素的衍生物，具有更好的药代动力学特性。在 TSC 的治疗中，这两种哺乳动物雷帕霉素靶蛋白抑制剂主要用于控制肾血管平滑肌脂肪瘤、淋巴管平滑肌瘤病及脑内巨细胞星形细胞瘤。有关西罗莫司的使用须知如下。

（1）什么是西罗莫司？

西罗莫司，是目前治疗淋巴管平滑肌瘤病唯一公认效果较为确切的药物。

目前国内已经上市的西罗莫司有片剂、口服液、胶囊、凝胶四种形式，其中片剂、胶囊方便室温保存，而口服液要 0 ～ 4℃低温保存，口服液的使用方法如下：将琥珀色注射器中的药物全部注入一个玻璃或塑料容器中。随后，加入 60mL 的水或橙汁，并充分搅拌。饮用混合液后，立即再注入 120mL 的液体（水或橙汁）至容器中，并立即饮用。请勿将西罗莫司与葡萄柚汁混合。口服液应避光存储，并冷藏保存，以防止药物降解。凝胶制剂 2023 年底在国内上市，主要用于 TSC 患者皮肤病变的局部治疗。

（2）西罗莫司在治疗淋巴管平滑肌瘤病中有何作用？

淋巴管平滑肌瘤病患者若不治疗，肺功能会逐渐丢失，甚至发展为呼吸衰竭。西罗莫司的主要作用为延缓淋巴管平滑肌瘤病患者的肺功能丢失速度，改善生活质量；同时还可以减轻乳糜胸、降低气胸复发风险、缩小肾血管平滑肌脂肪瘤和腹膜后淋巴管肌瘤。需要注意的是，不同淋巴管平滑肌瘤病患者对西罗莫司治疗的反应不甚相同，需要定期复诊，个体化评估疗效，及时监测和调整治疗方案。

（3）哪些淋巴管平滑肌瘤病患者需要使用西罗莫司？

淋巴管平滑肌瘤病的患者多数进展相对缓慢，早期病情相对较轻，因为缺乏早期治疗数据，并非所有患者在确诊淋巴管平滑肌瘤病后就必须立刻服用西罗莫司。一般是病情较重、进展较快、有乳糜胸、反复气胸或者是 TSC 的淋巴管平滑肌瘤病患者才考虑使用。

（4）西罗莫司有哪些不良反应？

常见的药物不良反应包括口腔溃疡、痤疮样皮肤改变、月经紊乱、血脂增高、头痛、关节痛、血常规异常等。其中，口腔溃疡最为常见，但多数患者均能耐受，持续服药一至数周后口腔溃疡症状多有不同程度的缓解。

其他不良反应包括水肿、发热、肺部或其他部位感染、胃肠道反应、伤口愈合缓慢等。这些不良反应曾经发生过，但相对少见。严重不良反应很罕见，整体来说安全性相对较好，但长期使用的远期安全性数据还需要积累更多。不良反应的发生多和用药的剂量相关，剂量越大，发生率越高。

（5）使用西罗莫司为什么要监测血药浓度？合适的治疗浓度范围是多少？

一般初次用药或者调整剂量后 1 个月建议测定西罗莫司血药浓度。因为过高浓度的西罗莫司会增加药物不良反应发生的概率，而过低的血药浓度可能无法产生足够的治疗效果。目前一般认为对于大多数患者，5 ～ 10 μg/L 的谷浓度（最低浓度）治疗淋巴管平滑肌瘤病比较适合。

（6）西罗莫司应该如何服用？如果某一次忘记服用怎么办？

为了保证药物吸收的稳定性，西罗莫司应该规律用药（比如计划午餐前 10 点左右服用，就统一午餐前 10 点服用，可定闹钟提醒，并随身带药）。因为压碎或者掰开的片剂生物利用度尚未确定，不建议掰开或压碎服用。如果某一次忘记服用，想起后应尽快服用，但如果时间已经接近下一次服药时间，应跳过此次，下次正常服用。

（7）测血药浓度前需要注意什么事项？

一般需要监测的是西罗莫司的最低浓度，所以需要在固定服药的时间点之前采血检测。例如，如果每天固定上午 10 点服药，那么当日最佳采血时间为上午 10 点左右（当天吃药前），采血结束后可正常服用西罗莫司，这样既可以监测谷浓度，又避免干扰当日用药。

（8）服用西罗莫司需要注意避免同时食用 / 服用的食物和药物有哪些？

目前已知表 2-1 中所列食物和药物（但不限于）可能会影响西罗莫司的浓度，尽量避免同时使用。如果不可避免，需咨询医生是否需要调整西罗莫司剂量。若不清楚，就诊时应明确告知医生自己在服用西罗莫司，请医生或者药师帮忙核对药物相互作用。

表 2-1　影响西莫罗司血药浓度的食物和药物

	增加血药浓度	降低血药浓度
食物	西柚、高脂饮食	
心血管药	地尔硫䓬、尼卡地平、维拉帕米	
抗真菌药	氟康唑、伊曲康唑、酮康唑、伏立康唑	
抗细菌药	克拉霉素、红霉素	利福平、利福喷汀
胃肠药	多潘立酮、甲氧氯普胺、西咪替丁	
抗癫痫药		卡马西平、苯巴比妥、苯妥英钠
抗新型冠状病毒感染药物	奈玛特韦/利托那韦	
其他药	环孢素、溴隐亭、达那唑	

（9）淋巴管肌瘤病患者是否需要长期服用西罗莫司？

由于淋巴管平滑肌瘤病是一种慢性疾病，而且研究表明停用西罗莫司1年以后，西罗莫司的临床获益逐渐降低。因此，西罗莫司的治疗如果有效，则建议长期服用。由于还需要评估治疗效果及调整药物剂量，因此服用西罗莫司的淋巴管平滑肌瘤病患者需要定期门诊随访。一般建议用药或者调药后1个月及后续每 3 ～ 6 个月复诊，最长间隔不超过 1 年。

（10）什么情况下需要停用西罗莫司？

当用药后出现药物过敏反应（如休克、广泛皮疹）、严重感染（如肺炎）、怀孕前 3 个月（包括怀孕中和哺乳期）、非急诊手术前的 2 周或急诊手术前应当停药。普通感冒一般不需要停药。

通常感染治愈、手术完全恢复后可考虑再次从小剂量开始继续使用西罗莫司，但应密切观察重新用药后的不良反应。

（11）不同厂家 / 剂型的西罗莫司能互换吗？

如果在治疗过程中需要换用不同厂家的西罗莫司，0.5 ～ 2.0 mg 西罗莫司剂量对应的不同产品和剂型之间可以等量互换，2.0 mg 以上剂量在不同产品和剂型之间是否等效尚不明确。考虑到可能存在的差异，不管使用何种剂量，建议在更换产品和剂型后 1 个月左右复查西罗莫司血药浓度。

尽管哺乳动物雷帕霉素靶蛋白抑制剂在治疗 TSC 方面取得了积极进展，但其不良反应也不容忽视。常见的不良反应包括口腔溃疡、感染风险增加、胆固醇和三酰甘油水平升高、皮疹及非感染性肺病等。更严重的不良反应可能包括肾功能受损和间质性肺病。患者在使用这些药物过程中需要定期监测血液指标和肾功能，以及进行呼吸功能的评估，确保及时发现并处理不良反应。此外，儿童和青少年 TSC 患者在使用哺乳动物雷帕霉素靶蛋白抑制剂时需要特别注意。因为这些药物可能影响生长发育，所以在治疗中应权衡利弊，并密切监测生长指标。

哺乳动物雷帕霉素靶蛋白抑制剂在 TSC 患者中的应用为疾病管理提供了新的希望，但医生和患者应警惕其潜在的不良反应。通过个体化治疗方案、严密监测和及时干预，可以最大限度地发挥哺乳动物雷帕霉素靶蛋白抑制剂的疗效，同时降低其风险。

第 8 节　难治性癫痫

　　癫痫是多种原因导致的脑部神经元群阵发性异常放电所引发的神经系统慢性疾病，症状具有突然发生、反复发作的特点，其中，难治性癫痫一般指规范使用至少 2 种抗癫痫药物后仍不能有效控制发作的癫痫类型。如果患者在使用药物治疗的同时，还需要进行手术或其他治疗手段才能够控制癫痫发作，也可以被诊断为难治性癫痫。目前我国的癫痫患者超过 900 万例，其中难治性癫痫占 20% ～ 30%。儿童是癫痫的高发人群。癫痫发作影响儿童的认知、注意力、记忆力及语言功能，频繁的癫痫发作会增加窒息、意外伤害甚至死亡的风险，难治性癫痫带来的影响更为严重。

　　难治性癫痫的病因非常复杂，可能与遗传、脑部结构异常、脑部损伤、感染、代谢紊乱等因素有关。由于病因的多样性，导致了难治性癫痫的治疗难度较大，同时也给患者带来了较大的痛苦和困扰。难治性癫痫的治疗主要包括药物治疗、手术治疗和其他治疗手段。药物治疗是目前治疗癫痫的首选方法，但对于难治性癫痫患者来说，药物治疗的效果往往不尽如人意。这可能是因为患者对药物的耐受性较差，或者是病因的复杂性导致了药物的治疗效果不佳。除了药物治疗之外，手术治疗也是治疗难治性癫痫的重要手段。手术治疗主要包括切除病灶、癫痫灶刺激术等。这些手术治疗可以有效地控制癫痫发作，但手术风险较大，需要患者在手术前接受全面的评估和检查。此外，其他治疗手段如神经调控技术、生物反馈治疗、饮食疗法等也可以作为辅助手段来治疗难治性癫痫。这些治疗手段可以帮助患者降低癫痫发作的频率和严重程度，提高生活质量。然而，即使采取了多种治疗措施，仍有一部分患者无法有效地控制癫痫发作。

难治性癫痫的病情不仅给患者本人带来了痛苦和困扰，也给其家庭和社会带来了一定的负担。患者需要长期服药治疗，同时也需要接受定期的医疗检查和治疗，这对患者和其家庭来说都是一种经济和心理的负担。同时，患者的癫痫发作也会给社会带来一定的安全隐患，这也是一个需要引起关注的问题。总之，难治性癫痫是一种复杂的神经系统疾病，其治疗难度较大，同时也给患者和其家庭带来了严重的生活负担。随着科学技术的不断发展，相信难治性癫痫的治疗方法会不断得到改善，为患者带来更好的治疗效果和生活质量。

第 9 节　生酮饮食

1. 什么是生酮饮食?

1921 年在美国明尼苏达州罗切斯特的梅奥诊所首次提议使用高脂肪、低碳水化合物的饮食治疗癫痫患者,该治疗方案于 1998 年由约翰霍普金斯医院推广使用。我国于 2004 年在深圳市儿童医院首先采用生酮饮食治疗儿童难治性癫痫。生酮饮食是一种采用高脂肪、低碳水化合物、足够蛋白质及其他矿物质、维生素等饮食的治疗方案,通过模拟禁食状态下的代谢反应,迫使机体利用酮体作为主要能源物质,最终由其发生的生化代谢改变达到治疗癫痫的目的。目前已广泛应用于儿童药物难治性癫痫的添加治疗。国际抗癫痫联盟生酮饮食学组推荐生酮饮食可用于 ≥ 2 种抗癫痫药物正规治疗无效或发作不能完全控制的癫痫患儿。

生酮饮食配置的基本原则分为以下几点。

(1) 根据患儿的个体情况将每日总热量设定为推荐量的 70% ~ 80%,每日热量按 3 ~ 5 餐均分。

(2) 生酮饮食比例即脂肪:(蛋白质 + 碳水化合物)的比重为 4:1,根据个体情况按 1.5:1 ~ 4:1 酌情调整。

(3) 蛋白质按 1 ~ 29 g/kg 计算,同时补充多种维生素、矿物质及膳食纤维，对于酮体产生效果不佳的患儿酌情添加左旋肉碱或调和油。

（4）前期为了生酮的稳定性，两三个月内主要以生酮食品为主，之后逐渐添加配餐。家属在营养师的指导和审核下使用配餐软件设计食谱，制作生酮食品。

（5）停用生酮饮食治疗时应逐步过渡到正常饮食，而不是突然恢复高碳水化合物饮食，以避免对身体产生不良影响。

2. 生酮饮食的选择

生酮饮食包括多种形式，传统生酮饮食强调高脂肪、适量蛋白质和低碳水化合物的摄入，以 4：1 的比例为主，90% 的热量来源于脂肪。中链甘油三酯饮食则以中链甘油三酯为主要脂肪来源，允许更多蛋白质和碳水化合物的摄入。改良 Atkins 饮食法更灵活，不强制限制蛋白质和总热量，碳水化合物初始限制为 20 g/d。低血糖指数疗法限制碳水化合物摄入，但不限制蛋白质和总热量，注重碳水化合物的血糖指数。改良生酮饮食则使用 1：1 的生酮比，简化了食物的称重和测量。这些饮食方案的目的是为了提高耐受性，改善疗效，并适应不同患儿的需求。

3. 生酮饮食的治疗流程

（1）患儿及家属的评估：评估患儿疗效、病情、癫痫发作次数等，分析居家实施生酮饮食时的危险因素，了解个体关心的家庭护理内容与重点护理需求，与医生、护士、营养师共同交流，明确药物服用、生酮饮食等护理计划，详细告知家属注意事项。出院前对患儿家属进行居家护理授课与培训，最后还要通过严格的考核，内容含出院后的药物治疗、日常活动需求、作息要求、诱因、患儿心理健康调整等。确保至少 1 名家属学会患儿居家护理知识与急救技能，根据患儿口味及热量比例做出美味可口的食物。

（2）入院评估：完善血/尿/便常规、血生化分析、血氨、乳酸、丙酮酸，以及心电图、腹部及泌尿系统彩超、发育商评估、视频脑电图、血尿串联质谱分析等检查。对于存在生长发育迟缓、心肌病、肌张力减退、运动不耐受、肌红蛋白尿、易疲劳的患者行脂肪代谢和氧化障碍的筛查，排除代谢性疾病及治疗禁忌证，如肉毒碱缺乏症、卟啉病、β-氧化障碍。

（3）饮食方案制订：全面评估患儿情况，包括癫痫发作频率、发作时间、身体发育情况、家族史等，分析可能会对生酮饮食治疗效果产生影响的因素，制订个性化饮食方案。患儿以脂肪/（蛋白质＋碳水化合物）＝ 4∶1 开始（即脂肪的热量占比为 90%，蛋白质 8%，碳水化合物为 2%）。根据患儿的个体情况，将每天热量需求总量的 75%～ 85% 作为每天的热量供给量。第 1 天给予每天热量供给量的 1/3，第 2 天给予 2/3，第 3 天给予全量，日液体摄入量不限。

（4）启动阶段：包括禁食和不禁食启动。禁食启动通过禁食 12～ 24 小时，快速诱发酮症。不禁食启动从总热量的 1/3

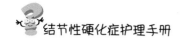

开始，或增加生酮比，逐渐过渡到全量生酮饮食。两种方法达到酮症所需时间和发生率及对癫痫控制效果没有显著差异，不禁食启动可减少不良反应。禁食和不禁食启动均每 6 小时监测血糖和血酮，直至血酮 > 2.5 mmol/L 或尿酮（+++）及以上。若 2 周后酮症未达标准，需调整生酮比，同时排除患儿是否服用含有大量碳水化合物的药物。若出现血糖 < 2.2 mmol/L、低血糖或酮症过度症状，可饮用橙汁或 2 ～ 4 g 葡萄糖，15 ～ 20 分钟后无缓解可重复给予。

（5）维持阶段：生酮饮食是一项长期治疗，需要医疗团队、家庭成员及患儿共同的努力。患儿或家属写癫痫日记及记录不良反应，每天监测尿酮，每周测量身高、体重、血酮、血糖。于生酮饮食后第 1 个月、随后每 3 个月复查 1 次实验室检查（血常规、尿常规、血脂、肝肾功能、电解质、微量元素、维生素 D、尿酸）及心电图、肝胆泌尿系彩超、骨密度检查等，每半年复查视频脑电图、生活质量量表、发育行为认知量表。营养师评估生酮饮食是否满足生长发育和新陈代谢要求、酮症状态及患儿依从性，以指导膳食。临床医生评估生酮饮食抗癫痫及干预行为认知等方面的疗效，及时调整治疗方案。维持精细调节阶段找到的合适血酮血糖水平。最佳状态即尿酮（+++）及以上，血酮 1.2 ～ 4.9 mmol/L，血糖控制在 4.0 mmol/L 左右，血糖 / 酮（葡萄糖 / 酮指数）为 1 : 1 或 2 : 1。

（6）终止阶段：通常将癫痫发作减少 ≥ 50% 定义为有效，

建议生酮饮食 3 个月后评估其疗效。启动生酮饮食 3 ～ 6 个月无效者，于 2 ～ 4 周逐渐增加生酮比，过渡到普通饮食，直到酮症消失；有效者坚持生酮饮食治疗 2 年，1 ～ 3 个月过渡到普通饮食。生酮饮食治疗的时间越长，过渡的时间也就越长。如果在过渡期间癫痫发作明显增加，可恢复至原来的生酮比。

生酮饮食整个治疗过程中，原服用的抗癫痫药不能突然停止，必须根据具体情况进行必要的调整，并教育家属走出误区，避免自行调药、减药、停药，提高用药依从性，防止癫痫持续状态的发生。

4. 生酮饮食不良反应监测

生酮饮食常用于治疗难治性癫痫等疾病，但它可能会引起一系列的不良反应。

（1）胃肠道症状：包括腹泻、便秘、恶心、呕吐和胃食管反流加重。针对胃肠道症状，可以采取以下措施。①适当增加水分摄入，保持水分平衡，避免脱水；②调整饮食结构，增加膳食纤维摄入，促进肠道蠕动，缓解便秘；③餐后适量活动，促进食物消化；④保持良好的作息规律，避免熬夜，减轻胃肠负担。

（2）代谢性酸中毒：生酮饮食导致体内酮体积累，可能导致代谢性酸中毒。定期监测血气分析，了解酸碱平衡状况。若出现代谢性酸中毒，可以采取以下措施。①增加碳酸氢钠摄入，中和体内多余的酸性物质；②适当增加蛋白质摄入，提高身体对酸碱平衡的调节能力；③保持充足的水分摄入，促进酮体的排出。

（3）营养不良：生酮饮食严格限制碳水化合物的摄入，可能导致营养不良。在生酮饮食过程中，要密切关注患儿的营养状况，根据需求调整饮食结构。可以采取以下措施。①增加蛋白质摄入，保证身体所需营养；②适当增加维生素和矿物质摄入，保持营养平衡；③定期监测患儿体重、身高、体质指数等指标，评估营养状况；④必要时，请教专业营养师，制订个性化的营养补充方案。

（4）生长发育受限：生酮饮食可能影响患儿的生长发育。为了保证儿童的生长发育，可采取以下措施。①定期进行生长发育评估，如身高、体重、体质指数等；②根据生长发育需求，调整饮食结构和热量摄入；③密切观察患儿的骨骼发育情况，如骨密度、钙磷代谢等，必要时补充钙剂和维生素D；④加强运动锻炼，促进生长发育。

（5）心理健康问题：生酮饮食可能导致患儿出现情绪波动、抑郁等心理健康问题。针对这些问题，可采取以下措施。①关注患儿心理健康，定期进行心理评估；②提供心理支持，与患儿沟通，了解其心理需求；③引导患儿参与社交活动，建立良好的人际关系；④必要时，寻求心理专业人士的帮助，进行心理治疗。

（6）血脂异常：可能会出现高胆固醇血症和高甘油三酯血

症，但这些情况很少见，大多数患儿不需要特殊治疗。

（7）低血糖：在生酮饮食初期，一些患儿可能会经历低血糖发作。定期监测血糖水平，特别是在饮食转变期间，以便及时识别低血糖症状。如果出现低血糖症状，可以适量摄入可快速升糖的食物，以快速提升血糖水平。

（8）其他实验室异常：可能包括高尿酸血症、低蛋白血症、低镁血症、低钠血症、肝炎和代谢性酸中毒等，定期监测实验室检查。

（9）肉碱缺乏：生酮饮食可能导致肉碱水平下降，但真正的肉碱缺乏并不常见。

（10）骨病：长期应用生酮饮食的儿童可能会出现骨质减少、骨质疏松症和骨折的问题。

（11）肾结石：生酮饮食的儿童可能会出现肾结石，但适当的液体摄入量和枸橼酸钾补充剂使用可以降低该风险。

（12）硒缺乏：一些儿童可能会出现硒缺乏，这在极少数情况下可能导致心肌病和猝死。

（13）中性粒细胞减少：生酮饮食可能与中性粒细胞减少有关，但这通常不会导致有临床意义的感染。

（14）不常见或罕见的不良反应包括心脏病变、胰腺炎和血管改变等。

大多数不良反应在停止生酮饮食后会消退，且长期跟踪研究表明停止生酮饮食多年的儿童在身高、体重、胆固醇水平和食物偏好方面均恢复正常，没有增加心血管疾病、骨折或肾结石风险。

5. 生酮饮食常见不良反应处理

（1）低血糖：血糖低于 2.8 mmol/L，糖尿病患者血糖低于 3.9 mmol/L，可以导致以交感神经兴奋和脑细胞缺氧为主要特点的症状，如出汗、饥饿、心慌、颤抖、面色苍白等，严重者还可出现精神不集中、躁动、易怒甚至昏迷等。

如果以禁食开始启动，可能更容易发生低血糖，以不完全禁食启动则发生机会减少很多，禁食启动期间需要监测，6 小时左右监测一次血糖、血酮；一旦酮症形成〔48 小时内，血酮＞ 2.5 mmol/ L，尿酮（+++）〕，出现症状性低血糖机会减少，因为酮体可以替代葡萄糖供应能量。

处理：出现低血糖时，可口服橙汁 30 mL。

（2）感染：首先注意不能使用葡萄糖注射液，一般病毒感染可以用菊花、金银花泡水饮用。感冒药可以用成人制剂，不含糖的制剂；可选氨酚伪麻美芬片 / 氨麻美敏片Ⅱ、酚麻美敏片等，可止咳、退热、抗过敏，病情加重及时就医或看急诊。

（3）呕吐：初期如果生酮食品量太大或加得太快，或食物种类太多，都容易产生呕吐，可放慢速度、减少食物量或种类；感染胃肠炎或急性腹泻病也容易呕吐，可以禁食 6 ～ 8 小时，有脱水时可以输液，不用葡萄糖，禁食后仍然呕吐、腹泻，可用山莨菪碱止呕、止泻。

（4）腹泻、便秘：饥餐渴饮，勿逼迫进食，食量适宜，可以缓解消化不良、腹泻；多种食物搭配，增加运动，局部按摩可以缓解便秘。

（5）酸中毒：可饮用橙汁 30 mL，也可使用苏打片或苏打水，必要时就医治疗。

（6）肾结石、胆结石：有结石病家族史的，更容易产生结石，同时用托吡酯、唑尼沙胺、乙酰唑胺可能增加产生结石的机会。可以增加饮水，增加枸橼酸钾的用量，减少钙的补充量，或停止额外补充含钙制剂。

（7）肝酶显著升高：主要指丙氨酸转氨酶升高，高过正常参考值高值 3 倍，症状为食欲减退、食欲缺乏、乏力，肝大，急性上呼吸道感染为常见原因。处理措施包括护肝治疗、肌酐片、降酶药如联苯双酯滴丸等。

（8）蛋白丢失性胃肠病：低蛋白血症临床表现为水肿、低血浆蛋白；关于蛋白质从胃肠道丢失的证据，粪 ^{51}Cr 白蛋白测定及 α1- 抗胰蛋白酶清除率测定具有较大意义；诊断可根据病史、临床表现和必要的实验检查或特殊检查进行综合分析判断。处理措施包括完成计划热量补充；额外补充蛋白质饮食，提高蛋白质的摄入量到 2 g/kg 体重；严重的需要静脉滴注人血白蛋白。

6. 生酮饮食的精细调节

生酮饮食的精细调节是指在实践生酮饮食过程中，对癫

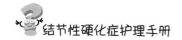

痫儿童的热量、生酮饮食比例、饮食计划、进食方式、进食时间、进食餐数、液体量和其他项进行调节以达到理想的控制效果。家属的角色在生酮饮食精细调节中是非常重要的，关系到精细调节的方向对不对，效果好不好，能不能达到预期。精细调节阶段是生酮饮食远期成功或失败的关键，可以从以下几个方面进行精细调节。

（1）饮食计划：配餐中食物的把控，同类型的食物营养成分也有较大的区别，每种水果中的碳水化合物是不一样的，如每 100 g 草莓含碳水化合物 7 g，而每 100 g 紫葡萄含碳水化合物 17 g。同一种肉类中的蛋白质含量也是一样，如每 100 g 猪五花肉含蛋白质 12.9 g，而每 100 g 猪前腿肉含蛋白质 20 g。在生酮饮食初期，特别是刚进入精细调节阶段的儿童，尽量减少过于频繁的食材变化，特别是在查找因为什么导致血酮降低时，频繁的变化食材会增加查找困难。

（2）饮食比例：调节饮食比例能够更好地达到提高酮体的目的，进而得到较好的效果。如果儿童出现了厌食或酮体偏高，以及消化不良等情况时，生酮饮食的比例在精细调节期间可以降低，如将 4∶1 降低到 3.5∶1，3.5∶1 降低到 3∶1 等。发作增多或血酮偏低，在没有具体原因的情况下，可以考虑增加生酮饮食的比例，如将 2∶1 增加到 2.5∶1，再到 3∶1，3.5∶1，4∶1 等。

（3）饮食热量：热量摄入是否合适，一般以儿童一段时间内的身高、体重变化为参考。对于体重超重的部分儿童，可以适当地减少热量，一般每天减少 50～100 千卡。体重增长过慢或长期出现增长停滞时，则需要适当的增加热量的摄入，按每天 50～100 千卡增加，一般先加 50 千卡。需要注意的是，体重的称量需要固定同一时间段、同一称量工具及轻装称重。

（4）进餐时间和次数：食物的热量和比例是重要的，但进餐时间和次数同样也会影响到生酮饮食的成功与否。对于普通饮食的人来说，储存能量的方式是糖原和脂肪。在进餐后会先消耗食物中的碳水化合物，然后再利用储存起来的糖原，接着再燃烧脂肪。生酮饮食期间，主要是通过脂肪的燃烧来提供能量，对于拥有理想体重的儿童来说，一般是很少有储存的脂肪的，所以如果两餐之间相隔时间过长，在利用完食物中的脂肪之后，身体就会开始燃烧储存的蛋白质，反而会降低体内的酮体水平。患者餐前 1 小时之内发作，需调整上一餐的热量、进餐时间或比例；餐后 1 小时之内发作，需调整这一餐的比例或热量；其他时间发作，分析具体血酮、血糖值。

（5）在精细调节中，家长需要做什么？像"侦探"一样督查生酮饮食：孩子在学校或其他小朋友家玩耍的时候有没有额外偷吃食物？生酮饮食的计算是否正确？在食用市售的成品食物时，是否注意到其营养成分或隐形碳水？检查食品标签——是否是合格的食品？在用配餐软件计算配餐时，需要检查比例、热量是否设置正确，食物选择是否正确等；观察孩子身高、体重的变化；是否生病了？在制作配餐时是否是按要求称量的？而不是"凭感觉"。

7. 生酮饮食疗法热量如何计算？

在实行生酮饮食的过程中，我们首先要根据患儿的年龄、体重来制订患儿每日所需要的热量、蛋白质的量，详细需求量可参考表 2-2 和表 2-3。生酮饮食法的饮食结构为高脂肪、中等蛋白质和低碳水化合物摄入。通常进行生酮饮食法时，每天总热量摄入的 75% 来自脂肪，20% 来自蛋白质，5% 来自碳水化合物。在学习热量计算的同时要掌握如何查看食品标签，目前绝大部分的食品标签上都提供每 100 g 该食品的热量是多少，食品中脂肪、碳水化合物、蛋白质的含量是多少，我们可以通过食品标签来计算孩子应该吃多少。

表 2-2　10 岁以下儿童每日供给量

年龄	热量供给量（kcal/kg）	蛋白质供给量（g/kg）
0～5 月龄	108	2.2
6～12 月龄	98	1.6
1～3 岁	102	1.2
4～6 岁	90	1.1
7～10 岁	70	1.0

表 2-3　10 ～ 24 岁每日供给量

年龄	热量供给量（kcal/kg）		蛋白质供给量（g/kg）	
	男性	女性	男性	女性
11 ～ 14 岁	55	47	1.0	1.0
15 ～ 18 岁	45	40	0.9	0.8
19 ～ 24 岁	40	38	0.8	0.8

8. 什么是合格的生酮饮食？

合格的生酮饮食通常遵循以下宏观营养素分配比例：脂肪占总热量的 70% ～ 80%；蛋白质占总热量的 15% ～ 20%；碳水化合物占总热量的 5% ～ 10%。为了达到和维持酮症状态，个人需要限制其每日碳水化合物的摄入量，具体的碳水化合物限制量可能因人而异，取决于个人的代谢率、活动水平、血糖值和其他因素等。合格的生酮饮食食物包括高脂肪的肉类，如牛排、猪肉、培根、鸡肉或火鸡；高脂肪的海鲜，如鲑鱼、鳟鱼和金枪鱼；全脂乳制品，如黄油、高脂奶酪、酸奶和奶油；坚果和种子，如杏仁、核桃、亚麻籽和南瓜子；健康脂肪，如椰子油、橄榄油和鳄梨油；低碳水化合物蔬菜，如菠菜、甘蓝、西兰花和其他绿叶蔬菜；酮友好甜味剂，如纯化甜叶菊、赤藓糖醇和其他低碳水化合物替代品。需要避免的食物包括高糖食品，如甜点、糖果、冰淇淋；精制碳水化合物，如白面包、意面、米饭和其他精制谷物；果汁和含糖饮料，如苹果汁、橙汁和碳酸饮料；豆类，如扁豆和鹰嘴豆等；根类蔬菜，如土豆、红薯和胡萝卜等。合格的生酮饮食治疗应该还要包括患儿及家属对饮食治疗的认知、接受度，患儿对生酮食物的喜爱程度，家庭成员在患儿进行生酮饮食治疗过程中的参与度，以及家长对生酮饮食相关知识的掌握情况等，同时还要懂得如何去辨别生酮饮食的不良反应，并知道如何去处理。更重要的是，在开始生酮饮食治疗之前，应该咨询医生或注册营养师，特别是如果你有任何健康问题或正在服用药物。生酮饮食并不可能适合每一个人，因此开始生酮饮食治疗前专业的指导至关重要。

9. 生酮饮食疗法的随访

生酮饮食启动后，建议在 1～3 个月进行复查，以了解饮食计划是否有效，同时监测身体状况和营养状况。如果体重没有明显下降或者身体出现不适症状，应该及时咨询医生或营养师，以调整饮食计划或者采取其他治疗方法。首次复诊后，根据患儿的病情每 3～6 个月定期进行复诊。在复查时，可以进行相关检查，如血糖、血脂、肝肾功能等，以评估身体的健康状况和营养状况。此外，还可以进行血酮和尿酮的检查，以了解身体对生酮饮食的适应情况。总之，生酮饮食是一种高脂肪、适量蛋白质和极低量碳水化合物的饮食方式，旨在通过控制饮食中的能量来源，来达到减肥和控制疾病的目的。在启动生酮饮食前，建议咨询医生或营养师，以确保个人健康和安全。

第 10 节　TSC 神经电刺激

1.迷走神经刺激疗法治疗癫痫

迷走神经刺激是一种神经调控疗法，通过电刺激一侧迷走神经（通常为左侧），调控大脑电活动，因而也被称为"电子药物"。迷走神经刺激作为药物难治性癫痫的添加治疗，是一种有效地控制癫痫发作的手段。迷走神经是人体中最重要的颅神经之一，也被称为第十对脑神经或 X 神经。迷走神经同时也是人体分布范围最广、支配效应器官最多的神经。改变大脑网络结构或网络活动的任何部分都有可能影响癫痫的发作和发作形式，因为癫痫是与大脑网络异常有关的疾病。迷走神经刺激就是通过打破神经元异常同步化电活动网络，影响颅内神经递质系统，影响颅内微环境，诱导和增强大脑可塑性，抑制癫痫发作并有效改善情绪和认知功能。

（1）迷走神经刺激适应证（需满足以下两项）

1）符合 2023 年版中国《临床诊疗指南·癫痫病分册》中药物难治性癫痫的诊断标准。

2）未发现可治疗的癫痫病因，或针对病因治疗失败。其中可治疗的病因包括经过合理术前评估适合进行外科手术治疗的结构性病因；药物或特殊饮食治疗可控制癫痫发作的代谢性病因，例如，维生素 B_6 治疗吡哆醇依赖性癫痫，生酮饮食治疗 I 型葡萄糖转运体缺陷所致癫痫，通过免疫性治疗可控制癫痫发作的免疫性病因等。迷走神经刺激是治疗癫痫手术方式中的一种，归属于姑息性手术治疗。相对于开颅切除手术，迷走神经刺激治疗总体疗效有限，起效时间较长。是否选择这种治疗方式，需要经过详细专业的术前评估，完善发作期脑电图检查，高精度核磁扫描，正电子发射体层成像检查等，并综合这些评估资料经过多学科讨论，来确定这个患者是开颅手术收益最大，还是迷走神经刺激更适合这个患者。

（2）迷走神经刺激禁忌证（以下任意一项）

1）双侧迷走神经损伤或切断史。

2）植入部位存在局部感染。

3）特异性排异体质，不能耐受异物植入。

4）全身一般情况差不能耐受手术。

5）植入部位需微波或短波热疗、严重心脏传导阻滞、严重消化系统疾病、快速进展的危及生命的遗传代谢性疾病及阻塞性睡眠呼吸暂停等相对禁忌。

6）体内存在可调控分流装置等磁控设备者需要注意其与迷走神经刺激设备间可能的互相影响。

2. 迷走神经刺激术围手术期护理

（1）术前护理

1）对于较大的幼儿及儿童，医护人员应以亲切的态度，用通俗易懂的语言，从关怀、鼓励出发，就病情、施行手术治疗的必要性和重要性、术前准备和术后注意点进行解释，建立良好护患关系，缓解和消除患儿及家属焦虑/恐惧的心理，获得患儿及家属信任与配合。

2）根据术前医嘱完善术前准备工作。

3）术前 2 天通知患儿家长需准备患儿手术用物的清单。

4）查看患儿检验、检查资料，如有异常及时与管床医生沟通。

5）评估患儿近几天进食量、排便情况及日常排便习惯，必要时遵医嘱使用乳果糖或者开塞露通便。术前 1 天与管床医生确认手术日患儿服药时间，并做好患儿家长宣教指导及交接班。

6）术前 1 天做好手术区皮肤准备。①根据手术需要使用电动剃刀先将患儿头发剃短，再用患儿家长自备电动剃须刀将患儿头发剃净，避免使用一次性剃刀！②评估患儿病情，在病情允许情况下，指导患儿家长使用肥皂或者香皂（注意不要使用清水或者沐浴露、洗发水）清洁全身，手术部位是重点。术前无须头部备皮，备皮部位为左侧颈部及腋下皮肤。手术当日更换手术衣。③清洁后通知手术医生做好手术标记。

7）根据麻醉要求和患儿年龄做好肠道准备。

（2）术后护理

1）伤口护理：密切观察颈、胸部伤口有无渗血、渗液。

告知患儿术后1周内禁止进行上肢大幅度动作，尤其是上肢外展动作，避免引起伤口撕裂。保持局部清洁，防感染。床头抬高15°～30°，以减少伤口张力。

2）迷走神经刺激反应：观察患儿有无迷走神经损伤症状，如声音嘶哑、吞咽障碍、咽部感觉减退或消失，咽反射消失等。有无进食、水呛咳现象。

3）术后1～2周，待伤口愈合良好，即可通过调控仪在脉冲发生器的体表开机操作进行调控刺激，此后密切观察患儿癫痫发作症状、发作频率、发作持续时间及其耐受情况等。根据个体差异逐渐调整至适合患儿的最佳刺激参数。

4）一旦癫痫发作，既要保护患儿安全，又要注意保护脉冲发生器，避免发生碰撞、浸水及进行短波、微波、激光治疗或放射性治疗，以防刺激频率的改变。

5）并发症的观察及护理：①切口感染一般发生于术后1个月内，可发生于颈部或胸部切口，发生率约为2%。对于轻症的感染可应用抗生素及伤口换药控制，严重的感染可能需要摘除设备。②与设备相关的不良反应包括电极导线断裂、脉冲发生器故障、脉冲发生器与电极的连接不当等，发生率约为3%。应根据不同原因采用相应的处理措施。如果设备需更换，需到正规的癫痫中心进行评估和更换手术。③注意与刺激迷走神经相关的不良反应。迷走神经刺激治疗时可因电流刺激引起一过性声音嘶哑、咳嗽等，通常程度轻微能耐受且1～4周后随着时间推移而减轻。在参数调整过程中，可通过降低刺激参数来缓解症状。

（3）健康指导

1）指导患儿出院后继续遵医嘱服药，开机调整电刺激后仍需继续遵医嘱调整药物剂量。

2）指导患儿家属开机治疗后配合观察、记录患儿发作情况，为调节参数及判断手术有效性提供依据。

3）叮嘱家长禁止带患儿进入强磁场环境，并根据此机器型号及用电情况定期检查电量。

4）进行其他医疗检查需要注意，大部分常规诊断如 X 线成像等放射检查、超声成像不会影响迷走神经刺激设备的正常运行。植入式心脏起搏器、植入式心脏除颤器、体外除颤仪、放疗或微波治疗等有可能对迷走神经刺激设备的运行产生影响。如果需进行磁共振检查，建议根据具体设备的说明书要求进行操作。

5）注意家庭或生活环境的影响，避免剧烈挤压或撞击脉冲发生器植入部位。控制磁铁的存放部位应合理，以避免意外开启。一般家用电器通常不会妨碍迷走神经刺激脉冲发生器的正常运行。

6）具有铁磁体的设备、周围环境的大功率电气设备及公共场所的安检设备等对迷走神经刺激有一定影响，注意事项需参照产品说明书对患儿进行宣教。

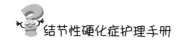

第 11 节　TSC 相关癫痫手术的适应证

TSC 是一种常染色体显性遗传的多器官疾病，发病率为每 6 000 ～ 10 000 人中有 1 人，由 *TSC1* 和 *TSC2* 基因突变引起。基因突变导致 *TSC1/TSC2* 复合体功能失常，解除对哺乳动物雷帕霉素靶蛋白的抑制，进而促进蛋白合成、细胞生长、血管生成，同时引起葡萄糖摄取和代谢异常，以及细胞定位与移行的障碍。脑部的主要病变包括皮质结节、白质放射状移行线、室管膜下钙化和室管膜下巨细胞星形细胞瘤，主要的神经系统症状包括癫痫、发育迟滞、精神病变和局灶性神经功能缺失。其中，TSC 相关癫痫最常见，其发病率为 70% ～ 90%，且 70% 的病例为药物难治性癫痫。外科手术是治疗药物难治性癫痫的重要方法。

药物难治性癫痫指经过 2 种或以上（无论是联合使用，还是单独使用）合理剂量的抗癫痫药物治疗后，患者仍未能持续控制癫痫发作。TSC 相关癫痫切除手术的适应证包括药物难治性癫痫、存在局灶性发作症状、脑电图或 MRI 显示有高致痫风险的皮质结节，且经无创评估和二期颅内电极脑电图检查确认致痫结节的患者。手术优先考虑的 TSC 相关癫痫患者特征包括起病年龄 ≥ 1 岁、无婴儿痉挛症病史、智商 ≥ 70、病

程＜ 10 年、头皮脑电图显示 1 ～ 2 个致痫结节，且脑电图与
MRI 结果一致。由于幕上皮质结节在 12 个月时达到相对稳定，
对于 1 岁以上被诊断为药物难治性 TSC 相关癫痫的患者，若
经合理药物调整后仍频繁发作，应尽早进行术前评估和手术治
疗，以减少不可逆的脑损伤。对于大型室管膜下巨细胞星形细
胞瘤或明显钙化的大型皮质结节，哺乳动物雷帕霉素靶蛋白抑
制剂难以彻底消除，存在脑积水、占位效应或反复癫痫发作风
险时，应考虑手术切除。药物控制良好的 TSC 相关癫痫患者
和无法耐受全身麻醉的患者不宜进行 TSC 相关癫痫切除手术。
若无明确的局灶性症状、脑电图和 MRI 定位，1 岁以下患儿通
常不建议手术。然而，1 岁以下患儿若经药物治疗后认知水平
明显下降或频繁发作导致缺氧，应考虑早期手术。结节数量、
双侧皮质结节、智商水平、婴儿痉挛症病史等因素，并不排除
进行癫痫外科手术的可能性。鉴于 TSC 患者常伴有多器官病
变，术前需进行多学科讨论，全面评估手术的益处与风险。

　　TSC 相关癫痫患者在考虑手术治疗前，应当经过全面的评
估。这包括详细的病史采集、神经影像学检查（如 MRI）、脑
电图监测及必要时的神经心理评估。手术适应证的评估旨在确
定癫痫灶的位置及其与关键脑功能区的关系。TSC 相关癫痫手
术的主要适应证包括药物难治性癫痫、确定的癫痫灶及手术风
险可接受。药物难治性癫痫是指患者在尝试了至少两种适宜的
抗癫痫药物治疗后，仍旧频繁发作。此时，手术治疗可能是改

善预后的有效途径。确定的癫痫灶指的是通过影像学和脑电图等手段，能够精确定位到的导致癫痫发作的脑区。若该脑区可以安全切除，不会对患者造成严重的神经功能损害，手术治疗便可考虑。此外，TSC 患者的年龄和整体健康状况也是考虑手术适应证的重要因素。年轻患者和整体健康状况良好的患者，手术后的恢复通常更为顺利，因此可能更适合进行手术治疗。

总之，TSC 相关癫痫手术的适应证需要综合患者的病史、神经影像学检查结果、脑电图特征及个体健康状况等多方面因素。医生需与患者及其家属充分沟通，评估手术的利弊，制订最适合患者的治疗方案。在适当的适应证下，手术治疗能够显著提高 TSC 患者的生活质量，减少甚至停止癫痫发作。然而，手术治疗并非适合所有 TSC 相关癫痫患者，因此，个体化评估和治疗规划至关重要。

第 12 节　TSC 相关癫痫开颅术围术期的护理

1. 术前护理

（1）对于较大的幼儿及儿童，医护人员应以亲切的态度，用通俗易懂的语言，从关怀、鼓励出发，就病情、施行手术治疗的必要性和重要性、术前准备和术后注意点进行解释，建立良好护患关系，缓解和消除患儿及家属焦虑 / 恐惧的心理，获得患儿及家属信任与配合。

（2）根据术前医嘱完善术前准备工作。

（3）术前 2 天通知患儿家长需准备患儿手术用物的清单。

（4）查看患儿检验、检查资料，如有异常及时与管床医生沟通。

（5）评估患儿近几日进食量、排便情况及日常排便习惯，必要时遵医嘱使用乳果糖或者开塞露通便。术前 1 天与管床医生确认手术日患儿服药时间，并做好患儿家长宣教指导及交接班。

（6）术前 1 天做好手术区皮肤准备。

1）根据手术需要使用电动剃刀先将患儿头发剃短，再用患儿家长自备电动剃须刀将患儿头发剃净，避免使用一次性剃刀！

2）评估患儿病情，在病情允许情况下，指导患儿家长使用肥皂或者香皂（注意不要使用清水或者沐浴露、洗发水）清洁全身，手术部位是重点。注意清洗头部、耳朵、颈部皱褶、腋下、肚脐、手、脚、腹股沟这些容易藏污纳垢的地方，剪短患儿指甲。手术当日更换手术衣。

3）清洁后通知手术医生做好手术标记。

（7）根据麻醉要求和患儿年龄做好肠道准备。

2. 术后护理

（1）密切观察患儿意识、瞳孔、生命体征变化及肢体活动情况，麻醉清醒后较术前有意识障碍加重者，应警惕有无术后并发症发生。

（2）按以下要求调整体位。

1）麻醉未清醒者，去枕平卧，头偏向一侧以免口腔分泌物误吸入气管、肺内，每小时翻身一次。

2）麻醉清醒者，根据手术需要安置合理体位。开颅术后取健侧卧位。一般取 15° ～ 30° 头高位，即使在休克期内也不可使头部低于胸部。

（3）保持呼吸道通畅：抬高颈肩部，避免气道堵塞。床边备吸痰用物。

（4）营养：术后 3 天常规记录患儿出入液量。未清醒前禁止经口进食。4 ～ 6 小时后患儿神志完全清醒且无呕吐，可指导进食。先试饮水，并注意有无呛咳、呕吐，逐步改为流质→

半流质→普食。

（5）肠道和膀胱的处理：清醒患儿给予高热量、高蛋白、富含维生素的饮食。对于营养不良患儿，应与管床医生沟通并请营养科会诊，给予指导。术后患儿常出现便秘，可以遵医嘱使用缓泻剂。指导家长给患儿进食富含纤维素的饮食，避免患儿用力排便增高颅内压。

（6）预防感染：严格执行手卫生及无菌操作，保持管道引流通畅及伤口敷料干燥、清洁。遵医嘱合理使用抗生素。

（7）伤口疼痛者遵医嘱给予一般镇痛剂，不使用吗啡和哌替啶。颅内压增高引起的头痛，遵医嘱使用脱水剂。如果患儿烦躁不安，在排除颅内压增高和膀胱充盈等不适后，可以遵医嘱适当予以镇静。

（8）管道护理：参见引流管护理常规。

（9）伤口敷料的观察：观察伤口敷料有无渗血、渗液。潮湿或污染后及时予以更换。

（10）术后常见并发症的护理观察如下。

1）术后出血：为最严重的并发症，出血多发生术后 24 ～ 48 小时。出血量超过 30 mL 或有明显颅内高压的患儿需接受血肿清除或穿刺引流。若怀疑颅内感染，应进行腰椎穿刺和脑脊液培养，早期根据经验选用抗生素，后期则依据药敏试验调整用药。需要进行的护理观察有：①严密观察引流液的颜色和量。②动态观察患儿的意识、瞳孔、生命体征、神经系统体征等。若在原有基础上有异常改变，应高度重视，及时通知医生，随时复查 CT，查看是否有颅内出血。③遵医嘱给予止血药物，必要时进行急诊手术处理。

2）术后颅内压增高：脑水肿和颅内出血是术后颅内压增高的两种常见原因，也可见于继发梗阻性脑积水，脑水肿可以是术后继发的也可以是原有病变继续发展而导致的（以恶性胶质瘤为多见），通常术后 3～5 天达到高峰，轻者经过处理可缓解，重者继续恶化，可因脑移位、脑疝、全脑功能衰竭而死亡。需要进行的护理观察有：①头痛、呕吐、视盘水肿三大病征。②生命体征的改变。早期生命体征变化不明显；高峰期出现血压增高、脉压差增大、脉搏缓慢、呼吸深慢等 Cushing 反应，临床上可能只出现血压或脉搏的一种变化；晚期血压降低，心率增快，呼吸不规则；意识障碍常见于急性颅内压增高的患儿，慢性颅内压增高患儿表现为神志淡漠，反应迟钝；其他体征改变可有癫痫发作、一侧或双侧外展神经麻痹、复视等。婴儿可见头颅增大，颅缝增宽，前囟隆起，头皮静脉怒张。

3）术后高热：分为原发性高热和继发性高热。体温每升高 1℃，颅内血流量增加 8%，可增加颅内压，使大脑皮质过度兴奋或高度抑制，患儿可表现为烦躁、头痛、惊厥或昏睡、昏迷。原发性高热又称神经性或中枢性高热，常见于下丘脑、颅后窝或脑干附近手术后，是体温调节中枢受损的后果。早者可出现于术中，以术后 48 小时内最常见。继发性高热是指病情一度好转后，又突然发生高热。常见并发症如术后无菌性脑膜炎或蛛网膜炎，脑软化和脑实质内出血，感染。需要进行的护理观察：①密切监测患儿意识、体温、心率、呼吸、面色、皮肤温度及末梢循环情况变化，记录体温变化情况。②观察记录患儿尿量及引流液量等，综合评估患儿有无循环血量不足。③对于循环血量不足的患儿，首先补充血循环量后再予以降温处理，否则会加重循环衰竭。④采取适宜患儿的物理降温措施，必要时遵医嘱予体温调节毯降温。遵医嘱予药物降温，观察记录用药效果。

3. 健康指导

（1）休息与活动：保证充足睡眠，活动量从小到大。

（2）康复锻炼：告知患儿康复锻炼知识，指导术后康复锻炼的具体方法。

（3）饮食与营养：恢复期患儿合理摄入均衡饮食，避免辛辣、刺激食物。

（4）切口护理：保持伤口局部清洁、干燥，注意保护伤口，避免抓挠及碰撞。

（5）随访：患儿术后 3 个月、6 个月、1 年、2 年均需复查，一旦发现异常应及时就诊。

（6）用药安全：术后在医生指导下用药，不可自行停药、减量。患儿在术前 2 周及术后 4 周内应避免使用哺乳动物雷帕霉素靶蛋白抑制剂。对于发作频繁的患儿，术前不应停用抗癫痫药物，而对于发作较少的患儿，则应逐渐减少抗癫痫药物的使用，以便进行发作期脑电图检测。

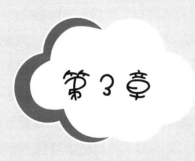

TSC 相关神经精神障碍的护理

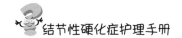

第 1 节　什么是 TSC 相关神经精神障碍?

　　2012 年国际 TSC 共识会议的神经精神病学小组创造了术语"TSC 相关神经精神障碍（TAND）"，是 TSC 的行为、精神、智力、学术、神经心理和社会心理表现的总称。这个名字的灵感来自艾滋病社区。在艾滋病毒临床服务中，医生和护士已经非常擅长识别和治疗艾滋病毒的身体特征。但是，许多艾滋病毒感染者也有学习和心理健康问题。艾滋病毒界引入了"艾滋病毒相关神经认知障碍（HAND）"一词，作为增加对 HAND 的认识和行动的战略。

　　大多数 TSC 患者（约 90%）还受到广泛的行为、精神、智力、学术、神经心理学和社会心理障碍的影响，包括孤独症谱系障碍、注意缺陷多动症、智力障碍、焦虑和抑郁症，以及学习技能方面的困难，这些问题往往对 TSC 患者及其家庭造成最大的负担，有研究表明只有 20% 的 TSC 患者接受过 TAND 的评估或治疗。

第 2 节　如何评估 TSC 相关神经精神障碍的不同级别？

TSC 相关神经精神障碍（TAND）不同级别评估内容见表 3-1。

表 3-1　TAND 不同级别评估内容

项目	评估内容
行为层面	所有观察到的行为。通过父母、家庭、老师或看护人的直接观察或使用一系列问卷进行评估
精神水平	由 DSM-5 或 ICD-11 等诊断分类系统定义。在这个水平上，由接受过精神健康障碍培训的临床医生确定在行为水平上观察到的行为是否符合特定精神疾病的标准
智力水平	通过标准化智商测量和日常生活中适应性行为的评估来衡量的一般智力发展水平
学术水平	指特定的学习障碍，如 DSM-5 或 ICD-11 所定义的如阅读、写作、拼写或数学障碍
神经心理学水平	大脑技能，如语言、执行技能、记忆和视觉空间技能，使用标准化的神经心理学工具进行评估
社会心理层面	TSC 对患者、家庭及其社区的心理和社会影响。社会心理功能可以通过一些特定的评定量表和询问人们来衡量

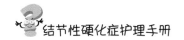

第 3 节 如何筛查 TSC 相关神经精神障碍？

在关键发展阶段（婴儿期、学龄前、早期学龄期、中学期、青春期和青少年期）对患者进行全面评估。当观察到突发或意外的变化或恶化时，应进行彻底评估，主要是为了确保能够识别出行为异常的生物学原因，如室管膜下巨细胞星形细胞瘤的生长或难以控制的癫痫发作。除了在关键发展时期和对突发或意外变化进行综合评估外，专家共识建议：使用哺乳动物雷帕霉素靶蛋白抑制剂治疗 TSC 的临床表现。新增的 TSC 相关神经精神障碍（TAND）特别建议使用包括筛查工具（如 TAND 检查表）等进行早期识别和治疗，以及为家庭提供社会心理支持。考虑到个体的 TAND 谱可能随时间变化，建议所有 TSC 患者至少每年进行一次 TAND 筛查。检查表旨在指导医疗保健专业人员跨不同层面进行神经精神功能筛查。评估工具主要包括 TAND 检查表、WISC-Ⅳ、儿童神经心理行为检查量表 2016 版和 Griffiths 发育评估量表中文版等。

1. TAND 检查表

TAND 检查表是一种评估 TSC 中所有神经精神症状并使评估过程标准化的工具。它由 12 个问题组成，大多数问题只需简单地回答"是"或"否"。

问题 1 和 2 旨在了解受访者的发展里程碑和当前功能水平。

问题 3 列出了 TSC 患者常见的行为问题。

问题 4 涉及与 TSC 相关的常见精神病诊断，包括孤独症谱系障碍、注意缺陷多动症、焦虑症和抑郁症。

问题 5 探讨智力发展，基于以往的正式评估及父母、照护者或患者自己对智力的看法。

问题 6 强调学习能力，特别是阅读、写作、数学或拼写等标准学习技能或学习障碍。

问题 7 关注 TSC 患者常见的神经心理缺陷，如记忆、注意力、多任务处理、视觉空间能力和执行功能。

问题 8 涵盖社会心理功能的核心方面，如自尊、家长压力和家庭关系。

问题 9—12 是衡量影响的简短指标。问题 9 询问受访者对 TAND 总体影响的看法。问题 10 和 11 为临床目的而设，帮助医生和家庭确定下一步的优先事项，并为家庭或个人提供机会，以识别 TAND 检查表中可能未列出的问题。问题 12 让医疗保健专业人员记录他们对 TAND 总体影响的评估。

2. 韦氏智力量表

韦氏智力量表是目前使用最为广泛的智力测验工具，其测量结果智商是国际上公认的评判智力水平高低的客观指标及诊断智力残疾严重程度的主要参考依据。目前在我国国内使用的韦氏智力量表是最权威、使用最广泛的诊断性智力测验。幼儿智力量表适用于 4～6.5 岁幼儿，儿童智力量表适用于 6～16 岁儿童。韦氏儿童智力量表第四版中文版（WISC-Ⅳ中文版）包括言语理解、知觉推理、工作记忆、加工速度 4 个指数。其中言语理解指数包括类同、词汇、理解 3 个分测验；知觉推理指数包括积木、图画概念、矩阵推理 3 个分测验；工作记忆指数包括背数、字母数字 2 个分测验；加工速度指数包括译码、符号检索 2 个分测验，最终合成总智商（或称全量表智商）。总智商≥130 为非常优秀，120～129 为优秀，110～119 为中上，90～109 为中等，80～89 为中下，70～79 为临界，≤69 为非常落后。

3. 儿童神经心理行为检查量表（简称儿心量表）

儿心量表 2016 版是一套代表性广泛、信效度高、科学性和实用性强、适合我国国情的儿童发育行为测查量表，也是我国自主研发编制最早的儿童神经行为发育评定量表，由于操作简单方便，30 多年来，在国内已在儿童保健方面广泛应用，儿科临床各专业也将其作为评估婴幼儿及儿童发育状况的手段之一。此量表适用范围为我国 0～6 岁的儿童，现在我国孤独症的发病率在不断增加，病因和发病机制尚不十分清楚，儿心量表增加了交流互动警示行为，进一步拓展了儿心量表筛查和诊断的范围，使具有孤独症风险的儿童得以早发现、早诊断、早干预。儿心量表从大运动、精细运动、适应能力、语言、社会行为 5 个领域反映神经心理活动特征性行为和动作。发育商水平评价可以分为 5 个等级：发育商＞ 130 为优秀，发育商 110 ～ 129 为良好，发育商 80 ～ 109 为中等，发育商 70 ～ 79 为临界偏低，≤ 69 为智力发育障碍。

4. Griffiths 发育评估量表

Griffiths 发育评估量表中文版是一套适合 0 ～ 8 岁儿童发育行为标准经过严格心理计算和临床测试的评估工具，供广大儿科医生、发育行为学专家、儿科康复医生和治疗师及教育学家等专业技术人员使用，并据此为儿童提供相应的医疗介入手段和干预救助措施。Griffiths 发育评估量表中文版共分为 6 个领域。

领域 A：为运动能力测试。测试者对儿童的粗大运动技能如平衡性、协调控制和姿势控制等能力进行评估。

领域 B：为个人—社会测试。这一领域评估儿童日常生活能力、独立程度和与其他儿童的交往能力。

领域 C：为听力—语言能力测试。该领域测试儿童的接受和表达语言的能力。

领域 D：为手眼协调能力测试。评估儿童的精细运动技巧、手部灵巧性和视觉追踪能力。

领域 E：为表现力测试。主要测试儿童的视觉空间能力，包括工作的速度和准确性。

领域 F：为实际推理能力测试。适用于 3 ～ 8 岁儿童，主要评估儿童解决实际问题的能力，对数学基本概念的理解及有关道德和顺序问题的理解。

发育商＜ 70 分（落后平均水平 2 个标准差以上）提示此领域存在显著发育迟缓。发育商为 70 ～ 85（落后平均水平 1 个标准差到 2 个标准差之间）提示此领域发育能力存在轻度延迟。发育商≥ 85 分儿童在此领域发育水平在正常范围内。

第 4 节　如何识别和治疗 TSC 相关神经精神障碍？

识别和治疗 TSC 相关神经精神障碍（TAND）的原则是确保每位 TSC 患者得到全面照顾。

第一，必须认识到每位 TSC 患者都有患 TAND 的风险，这意味着在医疗过程中需要给予特别的关注和重视。TAND 的风险并不是一成不变的，因此，患者需要进行终身监测，以便及时发现任何 TAND 的迹象或变化。这种持续的监测能够帮助医疗团队在第一时间识别出潜在的问题。

第二，至少每年进行一次系统的 TAND 筛查，这是非常必要的，这样可以确保及时捕捉到任何新的症状或变化。筛查的结果不仅仅是数据，还需要根据这些结果采取适当的后续行动，以便对患者的健康状况进行有效的管理和调整。

第三，早期识别和尽早进行干预是 TAND 防治的核心，防止问题恶化是医疗干预的关键目标。通过早期识别，医疗团队可以在问题变得更加复杂之前进行有效的干预。

第四，TAND 评估过程中必须考虑到患者的躯体健康问题，以及药物治疗对 TAND 的潜在影响。这需要一种综合的判断方法，确保所有因素都得到充分的考虑。

第五，将 TAND 的症状聚类进行考虑，比如将自闭症综合症状和饮食/睡眠问题结合起来进行分析。这样可以更准确地识别和处理问题。

第六，与有 TSC 和 TAND 患者照顾经验的家庭及照顾者进行合作是提升识别与治疗 TAND 效果的有效途径。家庭和照顾者在日常生活中对患者的观察和了解，可以为医疗团队提供宝贵的见解和信息。

第七，制订一个"生物－心理－社会"的"全系统"干预计划是确保全面治疗的关键。这样的计划可以涵盖从生理治疗到心理支持再到社会适应的各个方面，确保患者得到全方位的照顾。

第八，所有的治疗和干预措施都应以证据为基础，做到有理有据。这样不仅提高了治疗的有效性，也增强了患者和家属对治疗的信心。

第九，在整个治疗过程中，努力实现最佳的功能效果和提高生活质量是最终的目标。通过不断的努力和调整，医疗团队可以帮助患者提高整体福祉，确保他们在生活中能够达到最佳的功能状态和生活质量。

第 5 节　TSC 与行为问题

行为问题本身并不等同于精神障碍，必须考虑多种因素才能判断行为是否恰当，以及一个人行为背后的动机。例如，2岁儿童发脾气通常符合其发展阶段，一般不需特别关注。然而，如果 15 岁青少年表现出相同的行为，则需进一步评估以识别背后的原因和潜在诱因。因此，行为表现往往是医生或其他专业人士进行深入评估的依据。研究表明，最常见的行为问题是过度活跃、睡眠困难、冲动、焦虑、情绪波动、严重的攻击性、抑郁情绪、自我伤害和强迫症，超过 50% 的 TSC 儿童在发育过程中可能表现出一些行为困难。

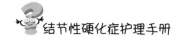

第 6 节　TSC 与精神障碍

在这个层次上，我们评估个体的行为，应考虑到他们的整体发展及生物学、心理学和社会特征。当一个人长期表现出显著的行为问题，且这些问题成为重大压力或残疾的根源时，他们可能会被诊断为精神障碍。TSC 相关的常见精神障碍包括孤独症谱系障碍（17% ～ 68%）、注意缺陷多动障碍（＞ 50%）及抑郁和焦虑障碍（30% ～ 60%）。TSC 人群精神病的发生率并不比一般人群高，研究表明 TSC 患者中的大部分精神病症状与癫痫发作相关，尤其是起源于颞叶的发作。确诊精神障碍极为重要，因为这是提供适当的家长或照护者教育和培训、个体化干预措施、教育干预及针对就业支持的第一步。

1. TSC 与孤独症谱系障碍

孤独症谱系障碍是一组影响人的社交互动、沟通和行为的神经发育障碍。孤独症谱系障碍的症状和严重程度各不相同，从轻微的社交障碍到严重的沟通和行为问题。早期识别标记对于孤独症谱系障碍的识别至关重要。孤独症谱系障碍早期识别的五种行为标记，简称为"五不"行为，包括不（少）看、不（少）应、不（少）指、不（少）语、不当。这些行为标记可以帮助家长和医生早期发现潜在的孤独症谱系障碍症状。

2 岁以内患儿通常因照料者发现言语 / 语言发育迟缓而被发现。少数时候也可能发现没有眼神交流和社交兴趣有限。未通过孤独症谱系障碍筛查测试（如改良版婴幼儿孤独症筛查量表）也可能提示孤独症谱系障碍。社交技能在早期正常发育后出现停滞。1/4 ~ 1/3 的孤独症谱系障碍儿童能够达到早期语言里程碑，但在 15 ~ 24 月龄时会出现语言、交流和 / 或社交技能倒退或停滞。这种技能倒退可能逐渐出现，也可能突然出现，还可能出现在发育延迟或非典型发育之后。社交兴趣缺乏、言语 / 语言技能缺失或延迟、明显抗拒变化、兴趣狭窄是大龄幼儿和学龄前患儿的常见特征。表型不太严重的儿童最早可在幼儿园时期或之后发病。患儿可能表现为行为紊乱（如破坏性行为、过度关注自身爱好而难以遵从指令），或表现为共病的症状（如注意缺陷多动障碍、焦虑）。可能需要更仔细地回顾儿童的整体发育状况，才会发现社交和语言发育异常。

改良版婴幼儿孤独症筛查量表（modified checklist for autism in toddlers, revised with follow-up, M-CHAT-R/F）是一种广泛使用的工具，用于初步筛查 18 ~ 30 月龄的儿童是否存在孤独症谱系障碍的风险。这种量表基于原有的 M-CHAT 量表改良而来，旨在提高筛查的准确性和可靠性。M-CHAT-R/F 包含 20 个问题，家长或照顾者需要根据儿童的行为和发展情况回答这些问题。这些问题覆盖了儿童的社交互动、非语言沟通、行为模式等方面。每个问题都设计为"是"或"否"的回答格式，便于家长或照顾者填写。如果在初筛中发现孤独症谱系障碍的风险，建议进行后续的跟踪评估。M-CHAT-R/F 后续部分的作用是对初筛中风险较高的项目进行进一步的询问，以减少假阳性结果，即那些被错误地识别为有孤独症谱系障碍风险但实际上并不具备这些风险的儿童。M-CHAT-R/F 并非用于诊断孤独症谱系障碍，而是作为一种筛查工具，帮助识别那些可能需要进一步评估的儿童。如果筛查结果显示有孤独症谱系障碍的风险，家长应寻求专业人员的帮助，进行更深入的评估和诊断。由于孤独症谱系障碍的早期识别和干预对儿童的发展具有重要意义，M-CHAT-R/F 提供了一个简便、有效的方式，让家长和专业人员能够早期发现和应对这些风险。

（1）社交交流和互动：社交交流技能是指 2 人或多人之间成功交流所需的言语和非言语技能。言语技能在交流中至关重要，非言语技能也如此，后者往往赋予口头语言更深的含义。社交交流包括分享想法、意图和感受。成功的社交交流和互动需要下述多项技能和行为，它们相互之间存在重叠。虽然语言发育延迟和偏差是孤独症谱系障碍儿童照料者最常有的主诉之一，但孤独症谱系障碍儿童可能缺乏交流和社交的意图。孤独症谱系障碍儿童可能无法留意到、识别出和 / 或理解他人的社交交流行为。

（2）社交情感互动：社会性注意是指对社交现象的注意力强弱，通过社交相关行为的发生率、持续时间和复杂程度来衡量。这些行为包括观察、关注和模仿他人，与他人分享情绪（共情），与他人眼神交流，对某人微笑或站在某人旁边以示社交兴趣，叫同伴的名字，回应他人的社交信号。孤独症谱系障碍患儿的社会性注意行为的频率、持续时间和 / 或复杂程度都有限。他们还可能表现得不正常，如出现以下情况。

1）对与其他儿童（包括兄弟姐妹）进行社交互动无兴趣或兴趣很低，只在个人需要时才与其互动。

2）缺乏社交玩耍行为，如模仿同龄人的玩耍及成人的职业行为。

3）不对他人的社交行为做出恰当回应，如被他人呼唤姓名时不与其进行目光接触。

4）与他人距离过近且未注意到这令他人不适；对有社交动机的身体接触和感情表露持冷漠或厌恶态度。

5）社会性注意行为异常或不协调（即使有社会动机），如讲话时没有目光接触等非言语交流行为；另外，孤独症谱系障碍患儿可能会推搡同伴来寻求社会性注意，但并没有开始交谈或尝试其他更合适的社交行为。

（3）共同注意：它包含了解他人的社会性注意，因此是一种更复杂的社会性注意。该技能中，2 名或更多名交流伙伴将注意力放在 1 个人、主题或活动上，同时彼此传达（言语或非言语）共同关注点。共同注意最早出现在 8 ～ 10 月龄，表现为 2 名社会伙伴看看感兴趣的物品，再看看同伴的眼睛，目光在两者之间往复。共同注意还可表现为指向关注的物品或活动（通常在 14～16 月龄达到），或将物品展示给社会伙伴。最后，共同注意可能表现为 2 名社会伙伴就感兴趣的主题或活动进行交流。共同注意最明显的例子是存在上述三种行为，即共同的注视、指向和交流。这些行为可同时或相继发生。孤独症谱系障碍儿童通常延迟出现或缺乏共同注意，不会为他人展示、拿来或指出自己感兴趣的物品。虽然他们可能会指向自己想要的物品，但不会通过该动作与他人分享兴趣。孤独症谱系障碍幼儿可能满足于自己被动地玩耍，常被照料者形容为不要求关注的"乖"孩子。孤独症谱系障碍儿童可能知道或不知道如何确定或讨论共同关注的话题。

（4）非言语交流：孤独症谱系障碍患者对眼神交流、面部表情、语调、手势、身体姿势及头部和身体朝向等非言语行为的使用及解读能力低下。孤独症谱系障碍患儿在与医生互动过程中可能回避目光接触、过于专注地凝视或盯住医生面部或除双眼之外的其他身体部位。他们可能无表情变化，或做出夸张或"模式化"的表情；可能无手势交流或手势笨拙；讲话声音可能单调，缺乏情绪表达。孤独症谱系障碍患儿也可能无法注意到他人的非言语交流，例如，未注意到社会同伴的面部，尤其是眼睛注视方向，无法理解社会同伴的兴趣和/或关注点。这些非言语交流障碍与上文提到的社交情感互动障碍表现有所重叠。可能误解或无法理解社会伙伴的动作姿势（如指、挥手、点头、摇头）和表情。

（5）语用语言交流：语用语言是根据情形选择恰当词汇，从而对听者产生预期影响所需的技能。该技能具体包括遵守惯例（如话轮转换和维持部分眼神交流），灵活应变和话题维持（维持相同话题讨论），根据听者需求调整语言的复杂度（如对年龄较小的听者使用简化语言、解释听者可能不熟悉的术语），使用非言语策略（如声调变化、表情变化、借助姿势来调整词意或传达情绪）。

孤独症谱系障碍患儿语用语言障碍的具体表现包括以下几点。

1）不将语言用作交流工具（如仅机械模仿他人的言语或对话）。

2）难以开始或维持对话（如因为缺乏话轮转换或过分关注个人兴趣）。

3）难以做出切题的答复和围绕话题进行交流，有时是因为缺乏眼神交流和无法正确理解谈话内容。

4）未能顾及听者的兴趣、偏好和理解水平，未能解释听者可能一无所知的话题。

5）难以根据社交情境选择合适的言辞或话题（如言辞过于唐突，不考虑熟人和陌生人、正式和非正式场合的差别）。

6）难以理解言语的含义（如做出与话题无关的应答）。

7）不明白交谈情境或非言语交流如何改变言语含义，这使得孤独症谱系障碍患儿难以领会隐喻、幽默、讽刺、戏弄、玩笑、欺骗等双重／模糊含义（典型发育的儿童截至 6～7 岁即可领会）。

虽然孤独症谱系障碍患儿可学习语言的多重含义和社会性，但通常无法掌握其所有的微妙之处，难以将相关知识运用到实际中。他们学到非言语和语用语言交流技能（如讽刺或幽默）后，可能会不当使用（如对长者做出不当的讽刺性评论或开不合时宜的玩笑），或将同伴的真诚评论误解为讽刺。

（6）社会认知：需要在特定情境下捕捉、记忆、整合及解读社会信息和语言，其包含社会性注意及非言语和语用语言技能的使用，这些均为成功社交和建立友谊所需。成功的社会认知需要在一定时间内多次观察、汇总所得信息以判断他人的想法、感受和意图。

社会认知障碍的具体表现包括以下几点。

1）不能正确理解他人的情绪反应（如误将他人的快乐理解为恐惧，无法理解他人的痛苦）。

2）用大笑等不当方式回应他人的悲痛，这也可见于其他类型残障儿童。

3）意识不到社会同伴对自己喜欢的话题不感兴趣。

4）无法理解熟人、朋友和亲密关系的区别。

5）难以判断他人的意图、信念、态度或可能的行为。

虽然一些孤独症谱系障碍患儿能成功理解特定情境下的社

会信息，如看照片、读故事时，但他们可能无法识别或成功理解所有的社交情感行为，尤其是在现实中。

（7）社交互动和人际关系：孤独症谱系障碍患儿在社交情感互动、非言语和语用语言交流及社会认知方面存在缺陷，故难以建立和维持与儿童发育水平相符的同伴关系。孤独症谱系障碍幼儿对发展人际关系的兴趣极低，可能更喜欢独自玩耍，可能仅将他人视为"工具"或"机械"辅助（即借照料者的手获取想要的物品，其间无眼神交流）。他们可能较迟对主要照料者形成依恋。极少数孤独症谱系障碍患儿会孤僻到无法与亲爱的家人互动的地步。不过，同伴社交的频率和范围往往都有限，这可能是社交动机或兴趣有限造成的。此类儿童的照料者可能将其表现称为"独立"而非"孤傲"，甚至为其看似表现出的自足而感到自豪。这些儿童可能也会社交，但不会像正常同龄人那样从中体验到欢乐和互惠。有社交动机的孤独症谱系障碍患儿也会进行有限社交，但他们无法改变社交行为以更好地满足社交需求，故社交不够成功，这可能为其带来显著痛苦。这类儿童无法获得满意的同伴关系，可能出现抑郁或遭受孤立、欺凌。

（8）受限且重复的行为、兴趣和活动：孤独症谱系障碍的另一核心症状是受限且重复的行为、活动和兴趣模式，以及对感官输入的敏感度过高或过低。这些症状可能持续终生，在进入学龄期时尤其明显。

1）刻板行为：刻板、重复的运动性作态或复杂的全身动作（如手或手指拍打或扭转、摇摆、晃动、倾斜、踮着脚尖走路）是孤独症谱系障碍的核心症状之一。孤独症谱系障碍患儿可能刻板地将确切数量的玩具以同样的方式排列，而未明显意识到这些玩具代表着什么。其他刻板行为包括延宕仿说，如重复自己在视频、电视节目或其他地方听到过的话语或奇怪短语。

2）坚持同一性/抗拒改变：坚持同一性（认知僵化）是孤独症谱系障碍的另一行为特征，这会干扰进食、交流和社交等功能活动，可能表现为当日常习惯发生微小改变时会感到痛苦（如发脾气、焦虑），以及很难适应改变。

患者在日常生活的各个方面可能遵循特定的非功能性常规或程序，如以下几个方面。①总是按特定顺序吃特定食物。②总是沿相同路线从一地到另一地。③总是谈论同一事物或就特定话题重复询问。④行为活动刻板（如逐字模仿在电视、视频或网站等处看到的内容）。⑤无法忍受与"正常"或"期待"的行为方式产生偏差。⑥兴趣狭窄是孤独症谱系障碍患者的另一特征，具体表现包括对一种及以上刻板或狭窄的兴趣模式过于关注，其强度或焦点不正常。

虽然许多幼儿兴趣狭窄，但孤独症谱系障碍患儿的固着兴趣比正常发育儿童的兴趣更为特定、不寻常和强烈，他们常对火车、汽车等机械话题或自然科学话题感兴趣，即使受到多次提示、请求，也很难将注意力从自己喜欢的话题上移开。这会造成社交互动障碍，并使他们难以完成家务、功课或日常事务。持续过于关注吊扇、吸尘器等不寻常物体，幼儿可能过于迷恋独特的感觉或知觉刺激。年龄较大儿童和认知能力较强儿童可能过于关注天气、日期、日程安排、电话号码、车牌号码、托马斯火车玩具、宠物小精灵或任何类别中的亚型（如恐龙、狗、飞机）。

（9）对感觉刺激的异常反应：在孤独症谱系障碍患儿中常见。可能对噪声、接触、气味、口味或视觉刺激等环境刺激反应过度、不足或异常。这些异常反应使其唤醒度升高，容易诱发疏忽、焦虑和 / 或发怒。

对感觉刺激的异常反应包括以下几点。

1）通过眼角去观察物体。

2）过于关注边缘、旋转物体、闪亮的表面、灯或气味。

3）拒绝或只吃某些味道 / 口感的食物。

4）可能出现体重异常、腹泻、便秘等胃肠道症状，这些症状在孤独症谱系障碍患儿中的发生率似乎高于非孤独症谱系障碍儿童。还可能出现挑食和营养缺乏。

5）过于沉迷嗅或舔非食物性物体。

6）触觉防御或抗拒被触碰或对某些类型的触碰过于敏感；轻触可能使其痛苦，而深压却可能使其平静。可能包括抗拒某些质地或颜色的贴身衣物。

7）明显对疼痛漠视。

8）强烈偏好和／或持续触碰某些质地，而强烈厌恶其他质地。

9）对某些频率或类型的声音高度敏感（如远处的消防车），但对近处的声音或会吓着其他儿童的声音却没有反应。

（10）如何治疗孤独症谱系障碍取决于患儿年龄、症状及是否有其他医学问题。孤独症无法治愈，但治疗有助于改善患儿的交流和社交问题。学校内给予正确支持也可帮助患儿更加独立。医护人员可帮助做到这点。如果孩子有孤独症，宜了解更多关于该疾病的信息，以便更好理解孩子的脑部运作方式。给予支持或治疗可使孩子与世界互动时感到更舒适，但家长也可以明确告知孩子，能够接受其行为。随着孩子的年龄增长，他们也可学会支持自己，可能包括向别人解释他们的脑部运作方式不同，或要求某些类型的支持。若孩子不能为自己辩护，家长可以为其辩护。有时，医生会开具药物治疗某些孤独症患者所存在的其他问题，包括焦虑、抑郁等需要关注的问题，但仅在其他治疗和教育支持已到位后才使用。

1）孤独症谱系障碍与营养问题的处理：首要选择是行为干预，但是有必要根据流行病学对孤独症谱系障碍患儿进行相应营养状况检查，因为他们普遍存在多种微量营养素的摄入不足。按照循证医学证据补充维生素 A、维生素 D、叶酸等微量营养素可以改善患儿整体营养状况并促进大脑发育。

2）孤独症谱系障碍与饮食行为问题：需要准确分析原因后，有针对性地开展饮食行为的干预。对于挑食的患儿，应通过评价患儿的饮食和营养状况，制订个体化治疗方案，提高喂养技能并逐渐扩大食物选择和增强耐受性。治疗师还应教会患儿家长如何在家庭中进行行为干预，并监测干预进展情况及效果。对于过食和肥胖的干预方法包括膳食和行为方法，如选择健康食物、减少食物总量和高能量食物，并增加体育锻炼。有异食癖的患儿则应注意铁缺乏症、锌缺乏症或肠道寄生虫感染等问题，进行血铅检查，若有异常则进行相应治疗。食物奖励、注意力引导转移和阻止等行为治疗策略对纠正异食癖是有效的。

3）孤独症谱系障碍与便秘的问题：针对便秘，可通过如厕行为管理、增加运动、饮食纤维和益生菌来改善便秘。减少引起便秘的食物有助于缓解便秘，药物治疗可考虑水溶性纤维素，必要时可使用泻剂。食管反流的行为学治疗包括睡眠时抬高头部、就寝前避免进食、少食多餐、避免激发症状的食物等。

4）孤独症谱系障碍与睡眠障碍：孤独症谱系障碍睡眠问题的原因可能包括调节日间节律的基因突变、癫痫或发作性疾病、焦虑障碍及褪黑素水平低下等。在处理睡眠问题时，健康教育是关键。家长可以通过帮助孩子建立良好的日间生活习惯来促进夜间睡眠，强调规律的体育锻炼和室外活动时间，并限制睡前看电视的时间。此外，家长可以制订视觉时间表帮助孩子养成规律的睡眠习惯，同时采取其他策略帮助孩子夜间醒来后重新入睡。这些方法不仅可以改善孩子的睡眠，还有助于减轻白天的疲劳、焦虑、注意力缺陷和问题行为，提高全家的生活质量。如果健康教育和睡眠行为管理无效，可以考虑药物治疗。

5）孤独症谱系障碍与情绪障碍：为了减少易激惹和问题行为，提升社交能力是根本的解决策略。然而，当出现破坏性行为时，应采用行为治疗或应用行为分析疗法。这涉及对行为发生的原因进行预测和分析，减少或消除引起自伤的诱因，防止自伤行为的发生，并用更可接受的行为来替换不当的自伤行为，同时通过积极的关注来加强更适当的行为。若行为干预效果不理想或无效，或者患儿展现出突发的病理性攻击行为，可以将药物治疗作为一种选择。美国食品药品监督管理局已批准利培酮和阿立哌唑用于治疗孤独症谱系障碍患儿的易激惹、躯体攻击及严重发脾气等行为。

6）孤独症谱系障碍与焦虑：孤独症谱系障碍患儿共患焦虑的治疗包括情绪识别训练、识别焦虑的具体症状、应对焦虑的情绪管理技巧（如放松技术）和逐级暴露。这些认知活动应更为简单、具体和结构化，可以使用大量书面化、视觉化信息和结构化工作表，并提供替代性反应策略。如果症状严重，行为干预和心理治疗无效，那么可以根据患儿的年龄适当考虑药物治疗。处理孤独症谱系障碍患儿共患情绪障碍的首要步骤是心理教育，以及与患儿在教育和生活环境中的重要人物进行沟通。

2. TSC 与注意缺陷多动障碍

注意缺陷多动障碍是一种出现于儿童期并表现为多动、冲动和 / 或注意缺陷等症状的疾病。这些症状会影响认知、学业、行为、情绪和社交功能。注意缺陷多动障碍是由两类核心症状组成的综合征：多动 / 冲动和注意缺陷。注意缺陷多动障碍的每一种核心症状都有其自身的规律和发展过程。有关注意缺陷多动障碍症状的陈述可能来源于患儿父母、老师或其他照料者。

（1）多动和冲动的症状可能包括以下几点。

1）过度躁动（如手脚不停拍打、在座位上扭动）。

2）当被要求坐着时很难保持不离座（如在学校、工作时等）。

3）感到坐立不安（青少年中）或不合适地到处乱跑或攀爬（年龄较小的儿童中）。

4）难以安静地玩耍。

5）很难跟得上患者，感觉其似乎总是"忙个不停"。

6）话多。

7）难以按顺序等候。

8）回答问题过快（脱口而出）。

9）打断或介入他人的活动。

多动和冲动症状通常到儿童 4 岁时已可观察到，并在接下来的 3 ～ 4 年继续加重，7 ～ 8 岁时程度达到最高。7 ～ 8 岁后，多动症状开始减轻。到青春期时，这些症状可能很难被发现，不过患儿可能会感到坐立不安或者无法平静下来。而冲动症状通常持续终生。青少年的冲动症状包括物质使用、危险性行为和受影响下驾驶。

（2）注意缺陷为主型 ADHD 的特点是注意力集中能力下降及认知处理与反应速度降低。儿童经常会被描述为认知速度缓慢和似乎频繁处于白日梦或"开小差"的状态。典型的主诉集中于认知和 / 或学业问题。

注意缺陷的症状可能包括以下几点。

1）不能密切注意细节，犯粗心的错误。

2）在玩耍、学校或家庭活动时难以维持注意力。

3）即使是与其直接对话时，患儿也似乎没有在听。

4）不能坚持完成任务（如家庭作业、家务活等）。

5）难以组织安排任务、活动和物品。

6）回避需要持续脑力劳动的任务。

7）容易遗失任务或活动所需物品（如课本、运动器材等）。

8）易受无关刺激影响而分心。

9）在日常活动中（如家庭作业、家务活等）表现出健忘。

注意缺陷的症状通常直到 8 ～ 9 岁时才变得明显。这种延迟可能与注意力问题评估的敏感性下降或认知能力在正常发育过程中的变异性增加相关。与冲动类似，注意缺陷症状通常也终身存在。对于青少年，注意缺陷症状可能导致学业困难。核心症状必须损害了学业活动、社交活动或职业活动中的功能，才满足注意缺陷多动障碍诊断标准。注意缺陷多动障碍患儿的社交技能常显著受损。注意缺陷问题可能会限制患儿获得社交技能的机会，或者限制其注意到有效社交互动中所必需的社交线索的机会，从而使患儿很难与他人建立友谊。多动和冲动行为可能会导致同伴拒绝。社交功能受损的负面结果可能长期存在，如自尊心差、抑郁和焦虑的风险增加。

（3）治疗可缓解症状并改善患儿在学校、家里和与朋友相处时的表现，方法多样，包括以下几点。

1）药物：可有效帮助集中注意力，但有不良反应。用药期间出现问题应告知医生。一些患儿需要尝试多种药物才能找到最适合的。

2）行为治疗：一些措施能改善孩子的行为。例如，利用晨起清单帮孩子记住要做的事，或嘱咐孩子把家庭作业放在固定处以防丢失。

3）学校措施：可帮助注意缺陷多动障碍患儿改善在校表现。例如，老师可每日写下家庭作业，以免患儿忘记，或推迟患儿交作业的时间。父母应和老师、学校共同制订适合孩子的"学校计划"，可能需随着孩子的成长或症状的改变进行调整。

一些注意缺陷多动障碍患儿还存在其他问题，如学习障碍、焦虑或睡眠障碍，应根据需要与医生共同给予治疗，可能有助于改善注意缺陷多动障碍的症状。

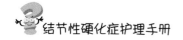

第 7 节 TSC 与认知问题

大约一半的 TSC 患者存在智力障碍，智商通常＜70 分，程度不一，从轻微到严重。即使是智商正常的个体，也可能在不同领域表现出显著的优势和弱点。评估智力水平对于理解行为问题极为重要，同时也能帮助确定适合在学校或职场中的最佳学习和工作策略。是否有 TSC 相关神经精神障碍、癫痫、抗癫痫药物种类（2 种及以上）、较早的癫痫发病年龄（＜2 岁）、较频繁的癫痫发作频率（每月发作 1 次以上），这些都是智力障碍的相关危险因素。常用发展量表与智力量表见表 3-2。

表 3-2　常用发展量表与智力量表

名称	适用年龄	性质
儿童发展量表		
年龄与发育进程问卷（第 3 版）	0～5.5 岁	筛查量表
丹佛发育筛查测验	0～6 岁	筛查量表
中国 0～6 岁小儿神经心理发育检查量表（儿心量表）	0～6 岁	筛查量表
贝利婴儿发展量表	0～3.5 岁	诊断量表
格塞尔发育诊断量表	0～6 岁	诊断量表

名称	适用年龄	性质
格里菲斯精神发育量表	0～8 岁	诊断量表
儿童智力量表		
韦氏智力量表	≥ 4 岁	诊断量表
斯坦福 – 比奈智力量表	2～18 岁	诊断量表
瑞文推理测验	≥ 5 岁	诊断量表

智力障碍严重程度分级见表 3-3。

表 3-3　智力障碍严重程度分级

程度	概念领域	社交领域	实用领域
轻度	学前儿童可能无明显概念上的差异。学龄儿童和成人则有学业、技能的学习困难	与正常发育的同龄儿相比在社交上幼稚	表现与年龄相符的自理能力。与同龄人相比，较复杂的日常生活任务仍需帮助
中度	在发育过程中，个体的概念性技能明显落后于同龄人	在整个发育阶段，社交及交流行为与同龄儿相比有显著差异	可以照料个人需求
重度	概念性技能获得受限，几乎不能理解书面语言或数字、数量、时间及金钱概念	口语的词汇、语法非常有限，为单词或短语，或其他辅助方式补充	日常生活的所有活动均需要帮助，包括进食、穿衣、洗澡及排泄。终身需监护

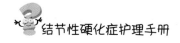

续表

程度	概念领域	社交领域	实用领域
极重度	概念性技能一般只涉及实物而非象征性过程	几乎不能理解语言或手势的交流	在日常身体护理、健康及安全方面完全依赖于他人，虽然有时也能参与其中的某些活动

第 8 节　TSC 与学习障碍

大部分患有 TSC 的学龄儿童，即便智力正常，也常面临学习障碍，需接受额外的评估与辅导。这些儿童往往被误贴上"顽固"或"懒惰"的标签，从而可能失去获得必要教育援助的机会。

学习障碍是一组以难以掌握学习技能为特点的异质性障碍。受累者的学习技能水平显著低于实足年龄的预期水平，并会影响学业或职业表现。学习障碍是智力正常的儿童中最严重、最普遍的长期型学习困难。学习障碍的病因涉及多个方面。其典型表现为无法达到相应年级和年龄应有的阅读、书写或数学技能水平。不属于这些传统核心领域的学习问题通常不被视为学习障碍，如记忆障碍、注意力问题、处理速度缺陷和社交互动困难。然而，它们可能影响阅读、书写和数学技能，可能也需要干预。

学习障碍通常包括阅读障碍、书写障碍、数学障碍。

1. 阅读障碍

阅读所需技能包括以下几种。

（1）听口语并辨别其发音。

（2）发出语音。

（3）将书面符号（字母或字母组合）和语音相联系，即"自然拼读"，适用于英语等用符号或字母代表语音的语言。

（4）阅读单词时，发出书面字母或字母组合所代表的语音，即"阅读解码"。

阅读障碍的初期表现一般为入学后 1～2 年存在阅读解码困难。此类学生即使掌握了阅读解码技能，升入高年级后阅读仍欠流利（缓慢或费力）。阅读欠流利会妨碍阅读理解。阅读理解问题常出现在小学后期，因为这一阶段的重点在于从阅读中学习而非学习阅读。阅读障碍儿童可能有注意力问题，并可能逃避阅读。其可表现为总体阅读成绩或阅读能力相对于总体智力水平偏低。

2. 书写障碍

根据界定标准的不同，据估计 7%～15% 的学龄儿童存在书写表达障碍。书写障碍由一系列神经发育缺陷或障碍引起，包括以下方面的问题。

（1）书写运动（精细运动）缺陷或视觉 - 空间感知障碍。

（2）拼写，即将语音与对应字母或字母组合联系起来的能力，也称为"编码"。拼写障碍通常伴随阅读解码障碍，两者均提示有拼读方面的问题。

（3）语法和句法（理解语言并用其写出语法正确的句子）。

（4）在书写中构建、表达和组织观点。

书写表达方面的学习障碍可影响学业的各个方面。书写障碍儿童可表现为难以有效抄写黑板上的内容、语法和标点符号频繁出错、书写文本过于简单和 / 或行文杂乱而难以阅读。

3. 数学障碍

主要是由缺乏数感、计算能力差所致。数学障碍最重要的特点包括缺乏数感，难以准确进行数学运算，以及难以自动和 / 或高效地提取数学事实。此外，这类学生还可能难以理解数学语言（正确阅读并理解数字和符号），难以解答数学应用题（正确阅读并理解应用题的文本内容），以及不具备数学这门学科要求的视觉—空间和组织能力。由此可见，数学学习与多个神经发育功能相关。

（1）数感：即对数量的心理表征，出现较早。数学障碍儿童的数感未得到发展，可能表现为难以估计和判断量（如理解"大 / 小""多 / 少"等）；难以理解数学问题中的交换律（即计数的顺序不影响最终结果）；无法想象出数轴（所有数学计算中都会用到）；无法用一种以上的形式表示同一数字（如集合、百分比、小数、分数，或者空间和时间形式）；无法识别基准数和数列（如质数，10 或其他数字的所有倍数）；进行数学计算时，不能识别不合理的结果。

（2）计算和提取数学事实：数学事实是指小学教授的基本计算（如加减乘除）。学生一般会记住 1 位数和 2 位数的常见数学事实，并在高年级和解决高阶数学问题时从记忆中自动提取。数学事实计算困难可能与数感问题有关。数学事实提取困

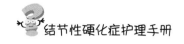

难的学生可能不知如何完成数学计算，并过度依赖物体、图片
或表格等有形辅助工具。难以自动提取数学事实是数学障碍的
另一表现，也可妨碍解决高阶数学问题。教导学生如何快速提
取数学事实可能是干预和教学的一个特别关注点。

（3）数学语言：有数学障碍的学生可能无法正确阅读并理
解数字和数学符号。大声阅读数字时，他们可能颠倒数字或
犯错。

（4）应用题理解能力：数学障碍常与阅读或书写障碍共
存。学生只有具备了正常的语言能力，并能理解函数和应用题
相关文字，才能进行数学运算。阅读困难可导致学生更难掌握
数学技能。有阅读障碍的学生无法理解应用题的句意，亦无法
区分无关内容，因此难以解答应用题。

（5）视觉－空间技能和组织技能：书写、视觉－空间定
位、时间序列、记忆和注意力方面的困难可导致数学障碍。有
数学障碍的学生可能难以在纸上组织数学问题。他们可能抄错
数字，写出难以读懂的数字，对偏数字，对数字有左右定向障
碍，写错多位数中数字的位置，计算时跳行或跳列，不能正确
地进位借位，颠倒数字问题，从错误位置开始计算，或不能识
别运算符号。有数学障碍的学生难以计划和组织解决数学问题
的方法。他们在处理多步问题上存在困难；他们可能无法验证
答案，并可能止步于针对问题得出的第一个答案。

治疗学习障碍，可采用"特殊教育"，即儿童由受过特殊

训练的老师进行教育。特殊教育可采用不同的方式，具体取决于学习障碍的状况，比如可将图片与书面语或口头语结合使用以解释事物。老师可能还会给儿童一些有关如何记忆事物的技巧，或帮助他们保持条理性。可给予这类患儿额外的时间来解决问题或完成考试。孩子越早接受针对学习障碍的检查和治疗，日后在学校的表现会越好。

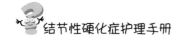

第 9 节　TSC 与神经心理

　　神经心理学评估旨在描绘大脑在学习、思维和行为调节方面的特定优势与不足。神经心理功能与行为问题、精神障碍、智力水平和学校表现有显著关联。患有 TSC 的个体可能会展现出特别的神经心理学缺陷，如多任务处理困难或组织和规划问题，这些障碍可能严重影响日常生活功能。有研究表明，在儿童中观察到过度活跃和冲动的比率明显较高；在成人中观察到焦虑、抑郁情绪、情绪波动、强迫症、精神病和幻觉的比率较高；基因型 TSC 相关神经精神障碍相关性显示 *TSC2* 中自伤、孤独症谱系障碍、学业困难和神经心理缺陷的频率更高。

第 10 节　TSC 与社会心理

在这个层面上，映射了影响生活质量的重要因素，诸如自我形象、家庭运作、父母压力及人际关系难题。这在很大程度上显现了家庭在护理方面的适应力或所承受的压力。TSC 相关的心理社会问题尤为严峻。一项关于中国 TSC 患儿（2 ~ 18 岁）的生活质量研究中报道，与健康人群相比，TSC 患儿的总体生活质量、心理社交得分和身体健康得分显著较低，*TSC2* 基因突变、癫痫、2 岁前发作的癫痫、癫痫病程 ≥ 2 年、抗癫痫药物使用、智力障碍和 TSC 相关神经精神障碍与较差的生活质量相关。癫痫是影响 TSC 患儿生活质量的重要因素，癫痫的发作年龄越早、难治性癫痫所需的抗癫痫药物越多、癫痫病程越长，对生活质量的影响越大。因此，早期对癫痫的治疗将有助于改善 TSC 患儿的生活质量。

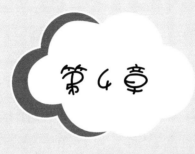

TSC 与皮肤的护理

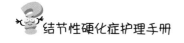

第 1 节　TSC 皮肤表现

黑色素脱失斑（低色素斑或叶状白斑）通常呈椭圆形，可能需要使用 Wood 灯（紫外线灯）进行评估。头部纤维斑块以前额的特征性棕色纤维斑块为标志，通常是最早和最容易在受影响的新生儿和婴儿的体格检查中识别的 TSC 特征。血管纤维瘤（纤维腺瘤）通常是影响面部颧骨区的良性肿瘤。指／趾甲纤维瘤呈现为红色息肉样赘生物，甲母质受压可能导致甲板出现纵向甲沟，指／趾甲纤维瘤通常在青春期或成年期出现，趾甲比指甲更易受影响，考虑到发病年龄的不同，医生在首次评估 TSC 时必须检查患者及其父母的指／趾甲，纵向甲沟即使没有明显的纤维瘤也很常见，较不常见的肢端病变包括甲下红色彗星状纹（红色纵向条纹，远端宽、近端窄）、裂片形出血和纵向白甲（从甲母质延伸至甲末端的白色条纹）。单个由创伤导致的指／趾甲纤维瘤并非 TSC 的诊断特征，然而即使是有创伤史的患者，如果出现指／趾甲纤维瘤，也不应忽视 TSC 的可能性。鲨鱼皮样斑，一种结缔组织痣，最常见于腰部。黑色素脱失斑和头部纤维斑块通常较早出现，早于面部血管纤维瘤或指／趾甲纤维瘤。这些皮肤病变没有显著的恶性转化风险，虽在青春期增大增多，但之后逐渐稳定。

第 2 节 日常皮肤护理

保持皮肤清洁和湿润是基本的护理原则。患者应选择温和无刺激的清洁产品，避免使用含有刺激性化学物质的肥皂或洗浴产品，以减少对皮肤的刺激和损伤。此外，使用保湿霜或乳液可以帮助保持皮肤的水分，预防干燥和裂纹的发生。选择含有天然成分如维生素 E 和芦荟的保湿产品，对于缓解皮肤干燥和提高皮肤弹性尤为有益。对于 TSC 患者的特定皮肤问题，如白斑和皮肤结节，可能需要专门的治疗方法。例如，白斑的治疗可能包括使用局部药物或光疗，以促进色素的再生。对于皮肤结节和纤维性斑块，激光治疗或手术切除可能是有效的治疗选项。患者应在医生的指导下选择最合适的治疗方法。避免过度暴露于阳光也是重要的护理措施之一。紫外线的照射可能加剧皮肤问题，增加皮肤癌的风险。因此，患者在外出时应使用防晒霜，佩戴帽子和穿长袖衣物，以减少皮肤对紫外线的暴露。

最后，鉴于 TSC 患者可能伴随心理压力和情绪困扰，提供心理支持和咨询也是皮肤护理的重要组成部分。患者和家庭成员可以通过加入支持团体，与其他患者和家庭分享经验，获取情感支持和实用的护理建议。

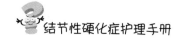

第 3 节　药物治疗与其他治疗

　　西罗莫司凝胶是全球首款经临床验证可治疗 TSC 血管纤维瘤的药物，也是唯一的局部用哺乳动物雷帕霉素靶蛋白抑制剂。该药于 2023 年 3 月 28 日获得国家药品监督管理局的上市许可，并已被纳入国家医保目录。根据年龄不同，西罗莫司凝胶的一次最大使用量也不同。5 岁以下一次最大使用量为 0.2 g（约 0.5 cm）。6 ～ 11 岁一次最大使用量为 0.3 g（约 0.75 cm）。12 岁以上一次最大使用量为 0.4 g（约 1 cm）。使用前洗手，用清洁的手挤出适量凝胶。涂完后将手清洗干净。涂抹量根据年龄等而不同。按照医生或药剂师的指示涂用规定的量。请勿在皮肤以外的部位使用（口腔内和口腔黏膜等）。在眼部周围使用时，请注意不要使药物进入眼内。

　　请勿涂在擦伤创面和刀口创面。请勿忘记涂抹，如果忘记涂抹，根据忘记涂抹的发现时间是晚饭前还是晚饭后其处置方法也不同，晚饭前发现时，请立即补涂早晨的用量，关于当天就寝前的量，在与以往相同的时间，涂用规定的量即可。晚饭后发现时，早晨的量无须涂抹，在就寝前涂抹一次的量。

　　次日早晨开始请按时定量涂抹。西罗莫司凝胶的涂抹部位暴露在日光下（紫外线），很可能出现过敏。为了预防过敏，要注意防晒。可以通过涂抹防晒霜，穿长袖，戴长手套，戴有帽檐的帽子来防晒。

西罗莫司凝胶的保存方法：日常保存在冰箱里（2 ~ 8℃），以及孩子无法触及的地方。请不要冷冻。除使用时，请不要从冰箱中取出。如遇旅行等需长时间外出的情况，请和制冷剂一起放入冷却包中，始终使本药剂保持冷藏的状态。

除使用时，请将盖子盖严保存。可能出现的不良反应包括皮肤干燥瘙痒、出现刺激感、痤疮等，咨询主治医生或药剂师，不要自行处理。

需要注意的是，市面上的痤疮软膏无效，不建议使用。激光治疗和皮肤磨削术则有效于改善毁容性皮损，特别是前额斑块。

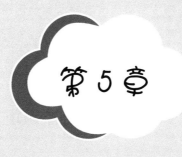

第 5 章

TSC 与口腔的护理

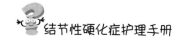

第 1 节　TSC 对口腔的影响

TSC 对口腔的影响与口内纤维瘤、牙龈增生、牙釉质凹陷和颌骨囊肿（致颌骨畸形）相关，TSC 可能会导致口腔内出现独特的病变，这些病变通常表现为纤维结节。这些纤维结节可以出现在牙龈、舌头或口腔其他部位。虽然这些结节通常是良性的，但它们可能会引起不适或干扰正常的口腔功能，如咀嚼和说话。

TSC 患者可能存在牙齿发育异常的风险。研究表明，TSC 患者的牙齿可能会出现牙釉质发育不全或牙齿排列不齐等问题。这些问题不仅影响患者的美观，还可能导致牙齿更容易受到蛀牙和其他口腔疾病的侵袭。

TSC 还可能影响患者的口腔卫生管理。由于 TSC 患者可能伴有认知障碍和行为问题，这些因素可能会使得日常的口腔卫生护理变得更加困难。因此，TSC 患者可能需要特别的口腔卫生指导和定期的牙科检查，以确保口腔健康。

第 2 节　定期进行口腔科检查的重要性

　　《更新版国际结节性硬化症诊断标准、监测和管理建议》指出，在诊断 TSC 时详细检查牙齿和口腔，以评估牙釉质缺损和口内纤维瘤。指南进一步建议，每 6 个月对牙齿和口腔进行一次评估，并采取包括口腔卫生的预防措施。鉴于颌骨囊肿的风险，建议在孩童 6～7 岁时进行全景 X 线检查，并在出现不对称、无症状肿胀或牙齿萌出异常时提前进行。尽管牙齿凹陷较为罕见，但对于龋齿风险较高的患者，可考虑使用封闭剂治疗。可通过手术切除治疗有症状或影响口腔卫生的口腔纤维瘤，虽有复发风险。导致颌骨变形或有症状的病变也应接受手术或刮治术。

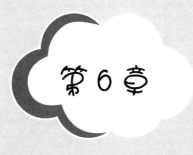

TSC 与肾脏的护理

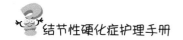

第1节　出血的识别与处理

TSC 的肾脏表现，包括血管平滑肌脂肪瘤、肾囊肿、肾细胞癌和其他不常见表现。血管平滑肌脂肪瘤是 TSC 患者最常见的肾脏病变，在合并肾脏病变的 TSC 患者中发病率为 75% ～ 85%，而在所有 TSC 患者中发病率为 49% ～ 60%。由于肾血管平滑肌脂肪瘤可能终生持续生长，所以国际指南推荐诊断时进行肾脏 MRI 监测，然后每年至少复查 1 次。若病灶直径 ≤ 1 cm 的保持稳定至少 3 年，即已有病灶未生长且无新发病灶，则可每 2 ～ 3 年监测 1 次。

症状性肾血管平滑肌脂肪瘤最常见的临床表现与出血有关（血尿、瘤内出血或腹膜后出血），还与肿瘤的占位效应有关（腹部或侧腰肿块、腰痛和 / 或压痛、高血压，以及肾功能不全）。血管平滑肌脂肪瘤可引起严重、有时甚至危及生命的出血。严重出血的风险与血管分布的程度、血管平滑肌脂肪瘤大小及血管平滑肌脂肪瘤内血管瘤大小相关。血管分布增多和 / 或动脉瘤增大（直径 ≥ 5 mm）与血管平滑肌脂肪瘤破裂风险增加相关。出血风险在妊娠期可能增加，原因可能是激素水平变化和 / 或血容量增加导致瘤体快速生长。

1. 定期监测

定期进行影像学检查（如超声波、CT 扫描或 MRI）是必要的，以监测血管平滑肌脂肪瘤的大小和数量。这有助于评估出血的风险，并决定是否需要干预。

2. 识别症状

患者和护理人员应识别可能表明血管平滑肌脂肪瘤出血的症状，包括突然的腹痛、腹胀、血尿或低血压等。出现这些症状时应立即就医。

3. 生活方式调整

虽然没有特定的生活方式可以防止血管平滑肌脂肪瘤出血，但建议避免接触可能导致腹部创伤的活动，因为这可能增加出血的风险。

4. 预防性治疗

对于特别大的血管平滑肌脂肪瘤（如直径超过 4 cm 的），可能需要考虑预防性治疗选项，如选择性动脉栓塞术，以减少出血的风险。

5. 紧急情况准备

患者和家属应了解在血管平滑肌脂肪瘤出血的紧急情况下应采取的措施，包括紧急联系医生和前往最近的医院。

6. 定期复查

即使没有出血迹象，患者也应定期复查，以监控血管平滑肌脂肪瘤的进展并调整治疗计划。

7. 心理支持

由于血管平滑肌脂肪瘤和可能的出血风险可能给患者带来心理压力，提供心理支持和教育对于提高患者的生活质量是非常重要的。

第 2 节　慢性肾脏病的识别与处理

双肾广泛性血管平滑肌脂肪瘤会破坏肾组织，因此部分患者会出现严重的肾损害，包括终末期肾病，典型起病表现包括血清肌酐浓度升高、尿沉渣检查良性、肾脏大小正常或略微减小、超声检查见肾脏高回声及 TSC 的皮肤表现，任何病因导致的慢性肾脏病均可引起多种并发症，包括容量超负荷、电解质紊乱（如代谢性酸中毒、高钾血症和高磷血症）、肾性骨营养不良及高血压。除防止心血管疾病外，可通过将血压降至建议的目标值来减缓慢性肾脏病的进展，如果有蛋白尿，可用血管紧张素抑制剂或其他降压药（若有必要）将蛋白排泄降至 < 1000 mg/d，以减缓慢性肾脏病的进展。随着 TSC 患者神经系统表现治疗方法的改进和患者期望寿命的延长，慢性肾脏病进展为终末期肾病将成为一种更重要的并发症。

透析和肾移植均可改善终末期肾病患者的生存，但 TSC 中肾脏出血及恶变风险可产生特殊的问题。因此，应继续进行自体肾影像学检查，合并 TSC 和终末期肾病的患者开始透析或肾移植项目时，可以考虑双侧肾切除术。

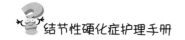
第 3 节　高血压的监测和管理

高血压又称为高血压症，是一种常见的慢性医疗状况，其中血液在动脉中的压力持续高于正常水平。这增加了心脏和血管承受压力的风险，随着时间的推移可能会导致多种健康问题，如心脏病、脑卒中、肾脏病等。根据世界卫生组织和美国心脏协会的指南，高血压的定义通常基于两个测量值：收缩压和舒张压。收缩压是心脏收缩时动脉中的血压，而舒张压是心脏舒张时的血压。血压通常以毫米汞柱（mmHg）为单位表示，为收缩压 / 舒张压的形式。而 TSC 患者肾脏病变会导致高血压的发生。

1. 成人高血压的分类

成人高血压可分为原发性（主要）高血压和继发性高血压。

根据美国心脏协会和美国高血压学会的指南，高血压可进一步按照血压水平分为几个不同的阶段。

（1）正常血压：收缩压小于 120 mmHg，舒张压小于 80 mmHg。

（2）升高血压（前期高血压）：收缩压在 120 ～ 129 mmHg，舒张压小于 80 mmHg。

（3）高血压第 1 期（轻度至中度高血压）：收缩压为 130 ～ 139 mmHg 或舒张压为 80 ～ 89 mmHg。

（4）高血压第 2 期（中度至重度高血压）：收缩压至少 140 mmHg 或舒张压至少 90 mmHg。

（5）危急性高血压（高血压危机）：收缩压超过 180 mmHg 或舒张压超过 120 mmHg。

2. 儿童高血压的分类

通常根据年龄、性别和身高来确定。以下是美国儿科学会和美国心脏协会的指南所提供的分类，根据儿童的性别、年龄和身高，高血压的分类如下。

（1）儿童期高血压：指的是年龄在 3 ～ 18 岁的儿童和青少年发生的高血压。

1）正常血压：收缩压和舒张压均在百分位数的 90 以下（根据年龄、性别和身高的百分位数）。

2）未确定性高血压：收缩压或舒张压在百分位数的 90 ～ 95。

3）高血压：收缩压或舒张压在百分位数的 95 以上。

（2）青少年高血压：指的是年龄在 13 ～ 18 岁的青少年发生的高血压。

1）正常血压：收缩压和舒张压均在 120/80 mmHg 以下。

2）未确定性高血压：收缩压或舒张压在百分位数的 90 ～ 95。

3）高血压：收缩压或舒张压在百分位数的 95 以上。

（3）儿童高血压还可分为以下几种类型。

1）原发性高血压：是指没有明确医学原因的高血压。在成人中非常常见，但在儿童和青少年中也越来越常见，尤其是随着肥胖率的上升。

2）继发性高血压：是由其他疾病或病理状况引起的高血压。在儿童中，继发性高血压比成人更常见。可能的原因包括肾脏疾病、内分泌疾病、心血管疾病、药物或其他医学状况。需要指出的是，儿童高血压的诊断和分类需要根据儿童的年龄、性别和身高，以及多次测量的血压值来确定，而不是单次测量。

3. 儿童高血压的判定

高血压的判定根据美国心脏协会的指南，成人的正常血压范围大致如下：收缩压小于 120 mmHg，且舒张压小于 80 mmHg（即＜ 120/80 mmHg）。然而，儿童和青少年的血压正常值则需要根据年龄、性别和身高百分位数来确定。对于儿童，没有一个简单的计算公式可以直接计算出正常血压值。相反，医生和医疗专业人员通常会参考特定的血压百分位图表，这些图表是基于大量儿童血压数据编制的，以确定特定儿童的血压是否处于正常范围。如果你需要为儿童计算血压百分位数，通常需要以下步骤。

（1）测量儿童的血压。

（2）确定儿童的年龄、性别和身高百分位数。

（3）使用儿童血压百分位图表，根据年龄、性别和身高百分位数找出血压的百分位数。

（4）根据百分位数判断血压是否正常。

4.高血压的管理

通常需要一个综合的方法，包括药物治疗和生活方式的改变。

（1）药物治疗：常用的降压药物类别包括利尿剂、血管紧张素转换酶抑制剂、血管紧张素Ⅱ受体阻滞剂、钙通道阻滞剂和 β 受体阻滞剂等。药物选择会根据个体情况、并发症和可能的不良反应来决定。治疗 TSC 患者的高血压时，通常会采用以下药物治疗方法。

1）利尿剂：帮助肾脏排出多余的盐分和水分，从而降低血压。

2）血管紧张素转换酶抑制剂或血管紧张素Ⅱ受体阻滞剂：这些药物可以放松血管，减少血管对血液的阻力，从而降低血压。它们对于肾脏受累的患者尤其有益。

3）钙通道阻滞剂：放松心脏和血管的肌肉，降低血压。

4）β 受体阻滞剂：减慢心跳，降低血压，并有助于减少心脏的工作量。

5）α 受体阻滞剂：放松某些血管，有助于降低血压。

6）中枢作用药物：作用于大脑，降低神经系统对血管的控制，减少心输出量和血管阻力。

选择特定药物时，医生会考虑患者的整体健康状况、其他并发症及可能的药物相互作用。例如，如果患者有肾脏问题，医生可能会优先考虑血管紧张素转换酶抑制剂或血管紧张素Ⅱ受体阻滞剂，因为它们可以保护肾脏。此外，哺乳动物雷帕霉素靶蛋白抑制剂（如西罗莫司或依维莫司）是一种针对 TSC 的特定治疗药物，它们可以减缓肿瘤生长并改善一些 TSC 相关的症状。这些药物有时也能间接影响血压。

（2）生活方式的改变：治疗高血压时，医生还会建议患者进行生活方式的改变，如健康饮食、定期锻炼、控制体重、戒烟和限制酒精摄入等。

1）饮食调整：采用低盐、低脂肪的饮食，如地中海饮食或得舒饮食。增加水果和蔬菜的摄入量，减少加工食品和高钠食品。

2）保持健康体重：减重可以有效降低血压。

3）增加身体活动：定期进行中等强度的锻炼，如快步走、游泳或骑自行车。

4）限制酒精摄入：男性每日不超过 2 杯，女性每日不超过 1 杯。

5）戒烟：吸烟会导致血压升高，并增加心血管疾病的风险。

6）管理压力：采用放松技巧，如深呼吸、冥想、瑜伽或渐进性肌肉放松。

（3）监测血压

1）定期在家测量血压可以帮助监控血压水平，并确保治疗方案的有效性。

2）应保持与医疗提供者的定期沟通，根据血压读数调整治疗计划。

（4）教育和支持

1）学习高血压护理常规及其潜在风险，以及如何通过生活方式的改变和药物治疗来控制血压。

2）加入支持团体或寻求心理健康专业人士的帮助，以应对与高血压相关的压力和焦虑。

（5）管理伴随疾病：TSC 患者会发生肾脏病变，如肾错构瘤等，导致肾动脉狭窄，从而引发高血压。高血压的管理在 TSC 患者中需要特别注意以下几点。

1）精确诊断：了解高血压的确切原因是管理的关键，需要进行肾脏成像（如超声、CT 或 MRI）以评估肾脏病变的情况。

2）个性化治疗：治疗方案应考虑到 TSC 的复杂性和患者可能存在的其他健康问题，根据不同患者制订的治疗方案不尽相同。

3）监测肾功能：定期监测肾功能和血压对于及早发现问题和调整治疗计划至关重要。

4）药物选择：某些降压药物可能对 TSC 患者更为适宜，如血管紧张素转换酶抑制剂或血管紧张素 Ⅱ 受体阻滞剂可能有助于保护肾脏功能。

5）考虑手术治疗：在某些情况下，如果高血压是由肾动脉狭窄引起的，可能需要手术或血管内治疗。

6）综合管理：除了高血压，TSC 患者可能需要针对其他症状和并发症的治疗，如癫痫、皮肤病变和认知障碍等。

7）遗传咨询：由于 TSC 是一种遗传性疾病，为患者和其家庭提供遗传咨询是非常重要的。

8）对于 TSC 患者，高血压的管理应该是多学科团队合作的结果，包括遗传学家、肾脏专家、心脏专家和神经科医生等。跟踪监测和定期的医疗评估对于确保最佳的健康结果至关重要。

第 4 节 肾错构瘤的护理

肾错构瘤是肾脏中的一种良性肿瘤，它由正常肾脏组织的异常增生构成，但这些组织的排列和比例并不正常。错构瘤不是真正的肿瘤，而是一种肿瘤样生长，包括了组织的异常混合，通常包含血管、平滑肌和脂肪等组织成分。肾错构瘤最常见的类型是血管平滑肌脂肪瘤，它包括血管、平滑肌和脂肪组织。血管平滑肌脂肪瘤可以单发或多发，有时与遗传性疾病TSC 相关联。

1. 血管平滑肌脂肪瘤的特点

（1）良性：尽管是良性的，但在某些情况下，它们可能因为血管组织的脆弱而导致危险的出血。

（2）多样性：它们在大小、数量和生长速率上具有很大的变异性。

（3）无症状：小的血管平滑肌脂肪瘤通常不会产生症状，往往在进行腹部影像学检查时偶然发现。

（4）治疗：如果肿瘤较小且不引起症状，可能不需要立即治疗，但需要定期监测。较大的肿瘤或有出血风险的肿瘤可能需要介入治疗或手术。

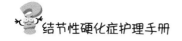

2. 肾错构瘤的症状与治疗

肾错构瘤通常通过影像学检查如超声波、CT 或 MRI 来诊断。影像学特征，特别是脂肪组织的存在，有助于诊断。

（1）肾错构瘤的症状：肾错构瘤，特别是血管平滑肌脂肪瘤，在很多情况下可能是无症状的，尤其是当它们较小并且没有引起任何并发症时。然而，随着肿瘤的增长，或者在特定情况下，它们可能会导致以下一些临床表现。①无痛性血尿：肿瘤中的血管可能会破裂，导致血尿。②腹部或背部疼痛：肿瘤的增大可能导致腹部或背部不适或疼痛。③腹部包块：在一些情况下，尤其是肿瘤较大时，可能会在腹部触摸到肿块。④肾损害：虽然不常见，但较大的肿瘤可能会影响肾脏的功能。⑤出血：较大或血管成分多的肿瘤有较高的出血风险，这可能导致急性腹痛，甚至是内出血，这是一种紧急情况。⑥高血压：有时候肿瘤可能会引起血压升高。⑦肾衰竭：在非常罕见的情况下，大量的肿瘤生长可能导致肾脏功能严重受损，进而发展为肾衰竭。⑧与 TSC 相关的症状：肾错构瘤与遗传性疾病 TSC 相关联，则患者可能还会有其他系统受累的症状。

（2）肾错构瘤的治疗：《结节性硬化症相关肾血管平滑肌脂肪瘤诊疗与管理专家共识》中指出肾错构瘤破裂出血的一线治疗方案为选择性动脉栓塞＋类固醇激素。肿瘤内微小动脉瘤直径＞5 mm 时，可以考虑选择性动脉栓塞＋类固醇激素治疗；无症状肾错构瘤患者，选择性动脉栓塞＋类固醇激素仅作为二线可选治疗方案。无临床症状、生长中的肾错构瘤最大直径 > 3 cm 的成年患者，优选依维莫司一线治疗；无临床症状且肾错构瘤最大直径 ≤ 3 cm 的患者，尤其是年龄小于 18 周岁的患者，建议主动监测，每 1 ～ 3 年进行腹部 MRI 检查，监测肾错构瘤病变进展，至少每年进行 1 次肾功能检查，并监测血压。依维莫司治疗期间，推荐起始 2 周、6 周、12 周，其后每 3 ～ 6 个月进行随访，评估用药效果、血压及肾功能情况，每 6 个月进行腹部 MRI 检查。

依维莫司是一种免疫抑制药物，常用于预防器官移植后的排斥反应，以及治疗一些肿瘤性疾病。它可能引起一系列不良反应，包括但不限于以下几种。

1）消化系统不良反应：包括恶心、呕吐、腹泻、腹痛、消化不良等。

2）免疫系统相关不良反应：如感染、疲劳、发热、头痛等。

3）皮肤和黏膜反应：可能出现皮疹、瘙痒、口腔溃疡等。

4）呼吸系统不良反应：包括咳嗽、呼吸困难等。

5）血液系统不良反应：如贫血、白细胞减少等。

6）肝损害：可能导致肝酶升高等肝功能异常。

7）肾损害：可能引起肾功能不全。

8）其他不良反应：可能包括头晕、水肿、失眠等。

需要注意的是，依维莫司可能会影响免疫系统的功能，增加感染的风险。同时，它还可能对肝和肾功能产生不良影响。因此，在使用依维莫司期间，患者需要密切监测不良反应，并定期进行相关的生化指标检查。请注意，上述列举的不良反应并不全面，如果您正在使用依维莫司或者有意使用该药物，务必遵医嘱，并在使用过程中及时向医生报告任何不适症状。

（3）肾错构瘤的护理措施如下。

1）保守治疗：肾错构瘤属于良性肿瘤，首选保守治疗方法，采用药物治疗，最大限度保持肾功能。与此同时，也应采取相应的护理措施。①评估患者的基本生命体征及尿液变化，有无血尿等，有无恶心、呕吐等消化道症状，出现腰腹胀痛、压痛、反跳痛可提示继发性出血可能，应及时就医。②预防便秘。便秘导致的腹压增加可引起继发性出血，可食用麻油，保持大便通畅，顽固性便秘者可使用开塞露等促进排便。③饮食管理。良好的饮食习惯对于肾错构瘤患者至关重要。建议减少摄入高脂肪、高糖和高盐食物，增加蔬菜、水果和全谷类等粗纤维食物的摄入，进食易消化、有营养的食物。此外，要确保充足的水分摄入，保持良好的水化状态。④避免过度劳累。患有肾错构瘤的患者需要避免过度劳累和重体力活动，以免对肾脏造成额外的压力。⑤控制血压。高血压是肾错构瘤患者常见的并发症之一。因此，保持血压稳定对于患者的健康至关重要。患者需要严格控制饮食、遵医嘱服用降压药物，并定期监测血压。⑥避免使用非甾体抗炎药。非甾体抗炎药可能对肾功能产生不良影响，因此肾错构瘤患者需要避免或减少使用这类药物。⑦定期进行影像学检查。医生会根据患者的具体情况，安排定期的超声、CT 或 MRI 等影像学检查，以监测肿瘤的生长和变化。⑧患有肾错构瘤的患者需要进行定期的医学随访，以监测肿瘤的生长和变化。医生会根据肿瘤的大小和症状来决定随访的频率和方式。⑨保持良好的生活习惯。戒烟、限酒、保持适当的体重和进行适当的运动可以有助于降低患肾错构瘤的风险和改善患者的整体健康状况。⑩心理护理。肾错构瘤是良性肿瘤，患者需积极配合检查及治疗，增强战胜疾病的信心。

　　2）手术治疗：若肾错构瘤大于 4 cm 或者破裂出血，应积极进行抗休克治疗及手术准备，还需进行术后护理。①手术后的患者需要充分休息，避免剧烈运动和重体力活动，以便伤口能够充分愈合。②术后预防感染。预防呼吸道感染，尤其是术后 1～2 周勿用力咳嗽，痰液黏稠者可采用雾化吸入，促进痰液稀释排出，减少肺部并发症。预防尿路感染，术后监测体温，定时复查尿常规。避免继发性出血的诱因。③患者需要定期更换伤口敷料，保持伤口的清洁和干燥，避免感染。遵医嘱，定期进行伤口的清洁和换药。④手术后可能会出现不同程度的疼痛，患者需要按时服用医生开具的止痛药物，并在医生的指导下控制疼痛。⑤注意观察并及时就医。手术后的患者需要密切观察自己的身体状况，如发热、恶心、呕吐、腹部疼痛等异常情况，及时就医并寻求医生的建议和治疗。⑥遵医嘱服药。手术后的患者需要按时、按量服用医生开具的药物，如抗生素、镇痛药等，以促进康复和预防并发症的发生。⑦定期复查。手术后的患者需要按照医生的安排进行定期复查，包括影像学检查和血液检查等，以监测肿瘤的生长和变化，确保术后康复情况良好。⑧心理护理。手术对患者的心理状态可能会产生一定的影响，需要家人和医护人员的关心和支持，帮助患者积极面对手术后的恢复和康复。

总之，对于肾错构瘤患者来说，定期的医学随访、良好的饮食习惯、避免过度劳累、控制血压、避免使用非甾体抗炎药、定期影像学检查、保持良好的生活习惯及及时就医寻求医生建议都是非常重要的护理措施。希望患者能够在医生的指导下，科学合理地管理肾错构瘤，保持健康的生活状态。

第 5 节 多囊肾病的护理

1. 多囊肾病的分型

（1）常染色体显性遗传多囊肾病，遗传模式为显性遗传，意味着如果父母中有一方携带病变基因，子女有大约 50% 的概率继承该病。发病年龄通常在成年期，但症状可以从儿童时期到老年时期出现。

常染色体显性遗传多囊肾病不仅是单基因遗传性肾脏疾病中最为常见的一种，也是导致成年人肾衰竭的重要原因之一。常染色体显性遗传多囊肾病的临床表现多样，从无症状到快速进展至终末期肾病，个体差异较大。此病的特征在于肾脏内多发性囊肿的形成，这些囊肿随着时间的推移不断增大和增多，最终导致肾脏结构的破坏和肾功能的丧失。

常染色体显性遗传多囊肾病的病理生理基础与两个主要基因的突变有关，这两个基因分别是 *PKD1* 和 *PKD2*。*PKD1* 基因位于人类第 16 号染色体上，而 *PKD2* 基因位于第 4 号染色体上。这两个基因编码的蛋白分别是 polycystin-1 和 polycystin-2，它们在维持肾上皮细胞的正常结构和功能中起着关键作用。当这些基因发生突变时，肾上皮细胞的增殖、分泌、细胞间的相互作用及细胞的极性等方面会受到影响，最终导致囊肿的形成。

由于常染色体显性遗传多囊肾病是一种遗传性疾病，因此在诊断和治疗过程中，家族史的评估至关重要。一旦诊断为常染色体显性遗传多囊肾病，家族成员（特别是子女）的筛查变得非常重要，因为每个患有常染色体显性遗传多囊肾病的父母将该病传递给子女的风险为 50%。然而，由于约有 15% 的病例由新发生的突变引起，即使没有家族史，也可能出现常染色体显性遗传多囊肾病。

在临床上，常染色体显性遗传多囊肾病的诊断通常基于影像学检查，如超声波、CT 或 MRI。这些检查可以显示肾脏中的囊肿，并帮助评估囊肿的大小和数量。遗传测试也可以用来确认诊断，尤其是在那些没有明显家族史或影像学检查的不典型的病例中。

常染色体显性遗传多囊肾病的治疗目前主要集中在减缓疾病进展和处理并发症上。高血压是常染色体显性遗传多囊肾病患者常见的并发症，需要积极治疗，因为它可以加速肾功能的下降。血压控制通常包括生活方式的改变和药物治疗，如血管紧张素转换酶抑制剂或血管紧张素 Ⅱ 受体阻滞剂。除了高血压，患者还可能经历疼痛、尿路感染、血尿和肾结石等问题。

近年来，针对常染色体显性遗传多囊肾病的治疗有了新的发展。托伐普坦是一种抗利尿激素受体拮抗剂，已被证明可以减缓常染色体显性遗传多囊肾病患者肾脏体积的增长和肾功能下降的速度。然而，该药物可能引起一些不良反应，如多尿和肝酶升高，因此需要在医生的监督下使用。

对于进展至终末期肾病的常染色体显性遗传多囊肾病患者，透析和肾移植是维持生命的主要治疗方法。肾移植是治疗终末期肾病的最佳选择，因为它提供了更好的生活质量和更高的生存率。不过，患者需要服用免疫抑制药物来防止排斥反应，并且可能面临长期等待合适器官的问题。

此外，由于常染色体显性遗传多囊肾病的影响远不止对肾脏，患者还可能遇到肝脏囊肿、心脏瓣膜问题及脑血管异常等多系统并发症，这些都需要综合性的管理和治疗。

（2）常染色体隐性遗传多囊肾病，遗传模式为隐性遗传，意味着父母双方都必须携带病变基因，子女才有 25% 的概率继承该病。症状通常在婴儿期出现，有时甚至在出生前就可以通过超声波检查发现。与 *PKHD1* 基因突变相关。常染色体隐性遗传多囊肾病通常进展较快，影响儿童的肾脏和肝脏。肾脏受累可能导致早期的肾功能不全。其他症状包括严重的肝脏纤维化和高血压。

2. 多囊肾病的临床表现

因人而异，且症状的严重程度可以从轻微到严重不等。在多囊肾病的早期阶段，许多患者可能没有明显的症状，或者症状非常轻微。随着疾病的进展，可能会出现以下临床表现。

（1）腰痛或侧腹痛：这是多囊肾病最常见的症状之一，通常是由囊肿的增大、感染或出血引起的。

（2）血尿：囊肿破裂或感染可以导致血尿的出现。

（3）高血压：多囊肾病患者常常在疾病早期就出现高血压，这可能是由囊肿压迫周围组织和血管造成的。

（4）肾损害：随着囊肿的增长，肾脏的正常组织被压迫，导致肾功能逐渐下降，可能最终发展为慢性肾衰竭。

（5）尿路感染和肾结石：囊肿可能导致尿液流动受阻，增加了尿路感染和肾结石的风险。

（6）肾脏体积增大：由于囊肿的不断增长，肾脏体积会明显增大，有时在体检时可以触及肿大的肾脏。

除了上述肾脏相关的症状，多囊肾病患者还可能遇到其他并发症，如肝脏囊肿、脑动脉瘤及心脏瓣膜问题等。这些并发症可能导致额外的症状和健康问题。值得注意的是，多囊肾病的症状通常在 30～40 岁开始显现，但也可能在更年轻或更大的年龄出现。由于其遗传性质，医生在评估患者时会询问家族病史，并可能使用影像学检查（如超声、CT 或 MRI）来诊断囊肿的存在。

3. 多囊肾的护理

（1）心理护理：保持平和的心态，积极面对生活中的压力和挑战，这对身心健康至关重要。同时，坚决戒烟，避免吸入二手烟，这些都是对肾脏健康有害的行为。此外，建议限制酒精摄入，过量饮酒会对肾脏造成额外负担。保持适宜的体重也非常重要，应努力将体重指数维持在 20～25kg/m² 的健康范围内。对于运动选择，应避免那些可能对肾脏造成伤害的剧烈接触性运动，如足球、篮球和摔跤等，尤其是当肾脏已经增大到在体检中可以触及时。同时，也应尽量避免进行可能对肾脏有害的介入性尿路检查和治疗，以及避免使用可能损害肾脏的药物。

（2）饮食治疗：建议适度限制钠盐的摄入，每天钠离子的摄入量应控制在 2.3～3.0 g。蛋白质摄入量应保持在中等水平，即每天每公斤体重 0.75～1.0 g。同时，也应注意适度限制磷的摄入，每天不超过 800 mg。

（3）水化治疗：多囊肾病患者的另一个重要方面，应确保每天摄入足够量的水分，以保持尿量为 2.5～3.0 L，同时监控尿液渗透压，确保其低于 280 mOsm/kg。

（4）血压控制：对于多囊肾病患者来说控制血压至关重要。对于估算肾小球滤过率高于 60 mL/（min·1.73 m²）的 18～50 岁患者，建议将血压控制在 110/75 mmHg 以下；对于其他成年患者，血压控制目标应低于 130/80 mmHg。由于肾素 - 血管紧张素 - 醛固酮系统的异常激活是导致高血压的关键因素之一，在没有明显禁忌证的情况下，应优先考虑使用肾素 - 血管紧张素 - 醛固酮系统阻滞剂来调控血压。

（5）血脂控制：高脂血症患者应接受降血脂治疗。在没有明显禁忌证的情况下，应优先选择他汀类药物进行治疗，目标是将低密度脂蛋白胆固醇降至 2.59 mmol/L 以下，同时确保高密度脂蛋白胆固醇高于 1.29 mmol/L。

（6）纠正酸碱失衡：患者应通过饮食调整，多吃水果和蔬菜，以保持血浆碳酸氢钠水平在 22 mmol/L 以上。在必要时，可以通过口服碳酸氢钠片来治疗。

这些综合性的治疗措施，旨在减轻肾脏的负担，延缓疾病的进展，从而改善患者的生活质量。

4. 多囊肾病治疗进展

近年来的科学研究发现，一种名为精氨酸血管加压素 V2 受体阻滞剂的药物，产品名为托伐普坦，在临床试验中显示出对于治疗常染色体显性遗传多囊肾病的患者具有显著效果。这种药物能够有效地抑制肾脏中囊肿的增长速度，从而有助于延缓该疾病导致的肾功能衰退进程。基于这些研究成果，美国及其他一些国家的药品监管机构已经正式批准了托伐普坦用于治疗那些病情迅速恶化的成年常染色体显性遗传多囊肾病患者。在 2018 年，位于美国的 Mayo 多囊肾病研究中心针对托伐普坦治疗常染色体显性遗传多囊肾病患者发布了一套详细的临床实践指南，这份指南明确推荐了对于病情进展迅速的成年常染色体显性遗传多囊肾病患者应当考虑使用托伐普坦进行干预治疗。除此之外，其他的研究也表明，生长抑素类似物在抑制常染色体显性遗传多囊肾病患者的肾囊肿生长方面同样表现出了一定的潜力，尽管它们对于改善患者的肾功能暂时没有显著的效果。还有研究指出，β- 羟基 -β- 甲戊二酸单酰辅酶 A 还原酶抑制剂，如普伐他汀，可能对减缓儿童时期多囊肾病患者的肾体积增大及肾功能衰退有一定的积极作用。

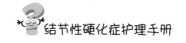

第 6 节　肾衰竭的预防和早期干预

肾衰竭是指肾脏丧失了其正常的过滤和排泄废物的功能。肾脏是人体的重要器官，负责过滤血液中的废物和多余水分，使其形成尿液排出体外，同时还负责调节电解质平衡、血压、红细胞产生等多种生理功能。当肾脏不能正常工作时，体内的毒素和液体就会积聚，导致多种健康问题。

1. 肾衰竭分类

（1）急性肾衰竭：这是一种突发性的肾功能失常，可能是出于严重脱水、药物中毒、急性疾病或者受伤导致血流突然减少等原因。急性肾衰竭可能是可逆的，如果及时治疗，肾脏功能有可能完全或部分恢复。

（2）慢性肾衰竭：这是一种逐渐发展的病状，肾功能随着时间的推移逐渐丧失。慢性肾衰竭的原因可能包括长期的高血压、糖尿病、慢性肾炎或多囊肾等。慢性肾衰竭是一个不可逆的过程，最终可能发展为终末期肾病，在这个阶段，患者需要进行肾脏替代治疗，如血液透析或腹膜透析，或者接受肾脏移植。

2. 肾衰竭的症状

可能因个体差异和病情的严重程度而异，常见的症状包括以下几点。

（1）尿量改变：包括尿量减少、夜间尿频或尿量异常增多。

（2）水肿：由于肾脏无法排除多余的液体，可能导致脚、踝、腿、手臂或面部肿胀。

（3）疲劳：由于肾脏制造红细胞的激素（促红细胞生成素）减少，可能导致贫血和疲劳。

（4）呼吸困难：液体积聚在肺部可能导致呼吸困难。

（5）食欲缺乏、恶心和呕吐：积累的废物可能导致胃部不适和食欲缺乏。

（6）皮肤瘙痒：废物在体内积累可能导致皮肤瘙痒。

（7）精神状态改变：如精神状态混乱、注意力不集中或嗜睡。

（8）肌肉抽搐或痉挛：由电解质紊乱，特别是钙和磷的平衡失调导致。

（9）胸痛或压迫感：由液体积聚或高钾血症引起的心脏问题。

（10）高血压（血压升高）：肾脏在调节血压方面发挥作用，肾功能下降可能导致血压升高。

由于这些症状可能与其他疾病相似，因此在出现上述症状时应及时就医，进行必要的检查和评估。肾衰竭的诊断通常基于血液和尿液检测、肾脏影像学检查及有时的肾脏活组织检查（肾活检）。早期发现和治疗是改善预后和延缓病程的关键。

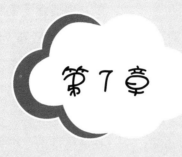

第 7 章

TSC 与肺部的护理

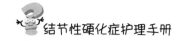

第 1 节　TSC 对肺的影响

TSC 是一种遗传性疾病，以其多器官受累和多种表型特征为临床特点。该病不仅影响皮肤、脑、肾脏等器官，还可能影响患者的呼吸系统，尤其是肺部。肺部的受累主要表现为淋巴管平滑肌瘤病和多发性肺囊肿，这些病变可能导致肺功能障碍，严重时可引起呼吸衰竭。

淋巴管平滑肌瘤病，是一种遗传性的、罕见的、进行性的、多系统的肿瘤性疾病，它主要侵犯肺部和淋巴系统。特征是肺部出现平滑肌细胞的异常增生，导致肺功能受损。淋巴管平滑肌瘤病是一种与结缔组织疾病相关的肺部疾病，与 TSC 有一定的关联。TSC 患者可能会出现多个器官的肿瘤和囊肿，其中包括肺部，而淋巴管平滑肌瘤病就是 TSC 患者在肺部出现的一种特定表现。当 TSC 患者发生肺部病变时，除了呼吸困难、咳嗽和胸痛等症状之外，还可能出现其他表现，如咯血、气促、乏力等。这些症状可能会对患者的日常生活和工作产生严重影响，甚至影响其生命安全。

现有证据表明几乎所有淋巴管平滑肌瘤病均发生于女性，特别是以育龄期女性为主，在现有的文献记录中男性淋巴管平滑肌瘤病病例极其罕见。淋巴管平滑肌瘤病分为两类，包括无遗传背景的散发型淋巴管平滑肌瘤病和与遗传性疾病 TSC 相关的淋巴管平滑肌瘤病。近年来发现，患者肺部病变主要与 *TSC1* 和 *TSC2* 的基因突变有关，在 *TSC1* 和 *TSC2* 的基因突变中，主要又与 *TSC2* 的基因突变相关。针对淋巴管平滑肌瘤病的治疗，目前临床上使用的药物主要是哺乳动物雷帕霉素靶蛋白抑制剂，如西罗莫司。这类药物可以减缓病变的进展，改善肺功能。但是，哺乳动物雷帕霉素靶蛋白抑制剂的使用需在医生的严格监管下进行，以避免潜在的不良反应和药物相互作用。

由于 TSC 患者的肺部病变种类繁多，治疗方法也需要因人而异。一些肺部病变可能需要药物治疗，如支气管扩张剂、免疫抑制剂等，以缓解症状和控制病情发展。对于一些严重的肺部病变，可能需要手术干预，如肺叶切除术或者肺移植等。

综上所述，TSC 患者一旦发生肺部病变，需要积极就医，根据医生的建议进行治疗和管理，同时注意保持良好的生活习惯，以减轻症状，控制病情，提高生活质量。

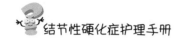

第 2 节　呼吸系统症状的识别与监测

TSC 患者往往会出现肺部的多种病变，包括肺间质纤维化、肺气肿、肺囊肿、淋巴管平滑肌瘤病等。这些病变可能导致呼吸困难、咳嗽、胸痛等症状，严重时甚至危及生命。患者定期进行肺部检查对于早期发现肺部病变、评估肺功能、指导治疗、监测并发症及提高生活质量都非常重要。

1. 呼吸系统症状的识别

关注患者日常的呼吸系统不适表现，包括呼吸困难、咳嗽、胸痛、咯血、气促等。这些症状的出现可能提示肺部病变的存在，这些症状可能是由肺部病变引起的，如肺囊性气肿、间质性肺病等。医生需要仔细询问患者的症状，包括症状的持续时间、加重因素、伴随症状等。

2. 呼吸系统症状的监测

（1）定期的肺功能检查：肺功能检查包括测定肺活量、第一秒用力呼气容积、第一秒用力呼气容积占用力肺活量比例等指标，以评估肺功能的情况。

（2）影像学检查：X 线、CT 扫描或 MRI 等影像学检查可以帮助医生观察肺部的结构和病变情况，如肺囊性气肿、肺间质纤维化等。

（3）实验室检查：通过血液检查可以评估患者的氧合情况，检查血气分析和其他相关指标。

（4）放射性同位素扫描：这种检查可以帮助评估肺血流情况，对于肺动脉狭窄和肺动脉高压的诊断有帮助。

（5）支气管镜检查：对于一些肺部病变，可能需要进行支气管镜检查以获取更详细的信息。

3. TSC 相关淋巴管肌瘤病患者呼吸系统症状的识别及监测

TSC 相关的淋巴管肌瘤病早期的临床表现较轻，患者一般不会有明显不适，部分患者在查体时发现，或者因为呼吸症状或其他原因检查胸部高分辨率计算机体层成像时发现。患者会出现不同程度的呼吸困难，在病程中可反复出现呼吸困难、气胸、乳糜胸等症状。随着疾病进展，患者呼吸困难的症状也逐渐加重，肺功能进行性恶化，疾病晚期出现呼吸衰竭，患者多因呼吸衰竭死亡。

（1）肺部影像学检查：应该对诊断 TSC 的育龄女性进行胸部高分辨率计算机体层成像，以建立一个基线数据。成年男性如果出现肺部不适症状，也应及时进行胸部高分辨率计算机体层成像。对于没有呼吸道不适症状的育龄女性，如果没有淋巴管肌瘤病的证据，那么也应在其基线高分辨率计算机体层成像的基础上，每 5～10 年获得一次高分辨率计算机体层成像，这种复查应该一直持续进行到更年期。对于通过高分辨率计算机体层成像检测到淋巴管肌瘤病的患者应每年复查，并进行肺功能测试（如呼气流量峰值、第一秒用力呼气容积、肺活量和六分钟步行试验等），根据疾病的进展情况，应该增加复查的频次。

（2）实验室检查

1）血管内皮细胞生长因子 D ≥ 800 ng/L。

2）淋巴管平滑肌瘤病的肺部病理特征为多发含气囊腔和异常增生的平滑肌样细胞（又称 淋巴管平滑肌瘤病细胞）。

3）在浆膜腔积液或淋巴结中发现淋巴管平滑肌瘤病细胞或淋巴管平滑肌瘤病细胞簇或由组织病理检查证实为淋巴管平滑肌瘤病（肺、腹膜后或盆腔）。

4）免疫组织化学染色显示抗平滑肌肌动蛋白抗体和黑色素瘤相关抗原 HMB45 阳性，激素和孕激素受体常阳性。肺部或肺外病理诊断是淋巴管平滑肌瘤病诊断的金标准，但临床诊断并不一定需要病理结果。

第 3 节　定期肺部检查的重要性

1. 有利于早期发现肺部病变

TSC 相关的淋巴管肌瘤病患者容易出现肺部的多种病变，包括肺囊肿、肺气肿、肺间质纤维化等。定期的肺部检查可以建立基线，利于帮助医生早期发现这些病变，有助于及时采取治疗措施，减少肺部病变对肺功能的影响。

2. 有助于对肺功能进行评估

医生可以通过肺功能测试和影像学检查，评估 TSC 相关的淋巴管肌瘤病患者的肺功能状况，监测病变的进展情况，指导治疗方案的调整。

3. 有助于指导治疗

定期的肺部检查可以及时帮助医护人员了解 TSC 相关的淋巴管肌瘤病患者肺部病变的类型和程度，从而制订个性化的治疗、护理方案，包括药物治疗、物理治疗或手术治疗等。

4. 有助于监测和预防并发症

TSC 相关的淋巴管肌瘤病患者可能会出现肺动脉高压等严重并发症，定期的肺部检查可以帮助医生及时监测并识别并发症的发生，及时干预。

5. 有助于提高患者生活质量

医生可以通过定期的肺部检查，及时发现并处理肺部病变引起的症状，如呼吸困难、咳嗽等，从而提高患者的生活质量。

综上所述，TSC 相关的淋巴管肌瘤病患者定期进行肺部检查对于早期发现肺部病变、评估肺功能、指导治疗、监测并发症及提高生活质量都非常重要。患者应该严格遵守医生的建议，定期进行肺部检查，并及时向医生报告任何呼吸系统的不适及肺部症状的变化。

第 4 节　呼吸锻炼和康复策略

1.进行呼吸锻炼的原因

（1）提高肺活量：呼吸锻炼有助于增加肺部的气体交换，提高肺活量和呼吸效率，有助于改善呼吸功能。

（2）促进气道通畅：通过气道舒展训练和气道激励训练等呼吸锻炼方法，可以帮助患者扩张肺部，促进气道通畅，减少呼吸困难的发生。

（3）提高心肺功能：呼吸锻炼有助于增强心肺功能，提高身体对氧气的利用效率，减少呼吸困难和疲劳感。

（4）减少感染风险：通过呼吸锻炼可以改善肺部通气和血液循环，有助于减少呼吸道感染的风险。

（5）改善心理状态：呼吸锻炼可以帮助患者放松身心，减轻焦虑和抑郁情绪，提高生活质量。此外，呼吸锻炼还有助于改善患者的姿势和呼吸模式，有助于减少肺部的过度膨胀和气道阻塞。

通过呼吸锻炼，患者可以学会正确的呼吸技巧，减少表浅呼吸，增加深呼吸，从而改善通气和氧气供应，帮助改善患者的耐力和体能，增强肌肉力量，有助于减轻呼吸肌疲劳，有助于改善患者的体态和姿势，减少胸部僵硬和肌肉紧张，有助于改善肺部的通气和血液循环，从而减少肺部疾病的进展，提高日常生活的活动能力。

TSC 相关的淋巴管肌瘤病患者进行呼吸锻炼的目的是改善肺功能、减少呼吸困难和疲劳感，降低感染风险，并提高生活质量。当然，在进行呼吸锻炼时，患者应根据自身情况选择合适的方式，并听从医生的建议和指导。

2. 常用呼吸锻炼方法

（1）深呼吸：深呼吸可以帮助扩张肺部，增加肺容积，提高肺功能。患者可以坐直或站立，深吸一口气，使胸部和腹部膨胀，然后缓慢呼出气。每次进行 10 ～ 15 次，每天进行 3 ～ 4 次。

（2）腹式呼吸：腹式呼吸可以帮助患者更好地利用膈肌，减少肺部负担。患者可以平躺或坐直，手放在腹部，深吸一口气，让腹部随之鼓起，然后缓慢呼出气，让腹部缩回。每次进行 10 ～ 15 次，每天进行 3 ～ 4 次。

（3）咳嗽训练：咳嗽训练可以帮助清除肺部积聚的痰液，减少感染的风险。患者可以深呼吸几次，然后用力咳嗽，使肺部排出痰液。每天进行多次，直到痰液排出为止。

（4）放松训练：放松训练可以帮助减轻紧张和焦虑，提高心理健康水平。患者可以坐在舒适的位置，放松身体，深呼吸，专注于呼吸和身体感觉。每天进行 10 ～ 15 分钟。

（5）有氧运动：适度的有氧运动可以帮助改善肺部功能，

增强心功能，提高身体的耐力和代谢能力。患者可以选择适合自己的有氧运动，如散步、游泳、骑自行车等，每周进行 3 ～ 5 次，每次 20 ～ 30 分钟。

（6）气道清洁：TSC 相关的淋巴管平滑肌瘤病患者常常伴有痰液积聚，因此需要进行气道清洁。这可以通过使用胸部物理治疗设备（如震荡喷雾器）、气道引流技术或者胸部震动等方法来帮助清除痰液。

（7）肺部康复训练：TSC 相关的淋巴管平滑肌瘤病患者可以参加专门的肺部康复训练课程，这些课程通常由专业的康复医生和物理治疗师指导，包括呼吸锻炼、有氧运动、肺部物理治疗等，有助于改善肺部功能和减轻呼吸困难。

（8）气道舒展训练：气道舒展训练是一种通过深呼吸和缓慢呼气来扩张肺部的训练方法，有助于改善肺活量和气道通畅度。患者可以在医生或物理治疗师的指导下进行气道舒展训练。

（9）气道激励训练：气道激励训练是通过使用气道激励器或者呼吸训练器来帮助患者进行深呼吸和缓慢呼气的训练，有助于提高肺活量和呼吸效率。

（10）缩唇呼吸：坐在椅子上，保持背部直立，放松肩膀，通过鼻子缓缓吸气，数到 2，然后轻轻将嘴唇收缩，好像要吹哨子或吹蜡烛，但不要真的吹气，嘴唇缓缓呼气，数到 4 或更长，重复此过程，逐渐增加呼气时间。

（11）胸廓扩张练习：站立或坐下，保持良好的姿势，深吸一口气，同时抬高双臂至肩部水平在最大吸气点保持几秒钟，然后放下双臂，同时缓慢呼气，重复此过程，每次练习5～10分钟。

总之，TSC相关的淋巴管平滑肌瘤病患者可以通过呼吸锻炼来改善肺功能和减轻呼吸困难。患者应该向医生咨询，选择适合自己的锻炼方法，并严格按照医生的建议进行锻炼。避免过度劳累：TSC相关的淋巴管平滑肌瘤病患者在进行呼吸锻炼时应避免过度劳累，及时休息。过度劳累可能会导致呼吸困难加重，甚至引发其他并发症。

3. 康复策略

（1）良好的生活习惯：对于所有TSC相关的淋巴管平滑肌瘤病患者来说，良好的生活习惯有利于延缓疾病的进展，改善患者的生活质量和管理疾病，不良的生活习惯会加速疾病进展。

（2）休息和睡眠：患者应注重充足的休息和良好的睡眠，以帮助身体恢复和提高免疫力，从而减少感染的风险。

（3）营养和饮食：良好的营养和饮食同样对TSC相关的淋巴管平滑肌瘤病患者的呼吸健康至关重要。均衡饮食对于维持整体健康非常重要。建议选择新鲜水果、蔬菜、全谷类食品和健康蛋白质来源，减少饱和脂肪和加工食品的摄入。患者应听从医生或营养师的建议，摄入均衡营养，减少肺部的负担。

（4）心理支持：患者可能会因为疾病带来的身体和心理压力而产生焦虑、抑郁等不良情绪。家庭、社会的支持可以帮助患者缓解压力和焦虑，患者也可以通过深呼吸、冥想、放松训练等，缓解压力。提高心理素质，有助于改善呼吸健康。

（5）定期随访：患者应定期进行随访，以便及时发现和治疗呼吸系统的问题。定期随访也可以帮助医生了解患者的病情变化，及时调整治疗方案。

（6）避免吸烟和二手烟：吸烟和二手烟都会对肺部造成伤害，对 TSC 相关的淋巴管平滑肌瘤病患者的呼吸健康尤为不利。吸烟可能会加重这种肺部疾病的症状和进展，也可能导致患者的肺部进一步受损，加重呼吸困难。

吸烟的过程会引起肺部的气流受限，导致患者的肺功能加速下降。同时香烟的尼古丁等有毒有害物质会损害患者呼吸道黏膜、降低呼吸道黏膜的清除功能，使 TSC 相关的淋巴管平滑肌瘤病患者更容易受到呼吸道的病原体感染，增加呼吸道疾病的易感性。

在 TSC 相关的淋巴管平滑肌瘤病患者中有一部分可能会出现肺动脉高压，吸烟极易加重这一症状，导致病情恶化。因此应该坚决拒绝吸烟，同时避免被动吸烟、二手烟、三手烟等。医疗团队也应该提供相关的戒烟支持和教育，帮助患者戒烟，改善肺部健康状况。

（7）遵医嘱定期随访：TSC 相关的淋巴管平滑肌瘤病患者需要定期进行医疗随访，确保疾病得到及时管理和治疗。加入 TSC 相关的淋巴管平滑肌瘤病患者支持小组或社区，与其他患者分享经验、获取支持和信息，有助于改善心理健康和应对疾病。按照医生的建议和处方用药，如有任何不适或疑问，应及时向医生咨询。

第 5 节　淋巴管平滑肌瘤病的护理

1.住院护理

（1）全面评估：护士应协助医生进行详细的病史收集和全面的体格检查，运用影像学结果、肺功能测试、神经学评估等综合评估患者状态，以便了解患者的症状和疾病进展情况。

（2）个性化护理计划：根据患者的具体症状和需求制订个性化的护理计划。这可能包括患者目前存在的护理问题，如呼吸困难、咳嗽不适等肺部问题、疼痛管理、心理支持、营养支持等。

（3）监测和管理并发症：TSC 相关的淋巴管平滑肌瘤病可能引起多种并发症，如癫痫、肾脏问题、肺功能下降等。密切监测患者的生命体征和实验室检查结果，及时发现并协助医生及时处理并发症。

（4）药物管理：确保患者按时服用所有药物，并监测药物的效果和不良反应。对于使用免疫抑制剂或哺乳动物雷帕霉素靶蛋白抑制剂（如西罗莫司）的患者，更要注意药物的剂量和遵医嘱进行血药浓度监测。

（5）肺部护理：对于有肺部受累的患者，监测氧饱和度，及时给予氧疗或辅助通气支持，定期复查血气分析结果。提供呼吸支持，如对症治疗，包括使用支气管扩张剂、抗炎药物或感染时使用抗生素。进行肺部护理，引导患者进行呼吸功能锻炼，如吹气训练器锻炼、肺康复练习、氧疗或机械通气（如有必要）等，以提高肺活量。

（6）心理和情感支持：为患者和家属提供心理和情感支持，帮助他们应对疾病带来的压力和焦虑。可从以下几个方面进行。

1）情绪支持：鼓励患者表达他们的感受和担忧，倾听他们的疑虑，并提供情感支持。识别患者可能存在的焦虑、抑郁或其他心理问题，并提供相应的支持或推荐专业的心理咨询。

2）教育和信息提供：为患者和家属提供关于疾病的详细信息，帮助他们理解疾病的特点、治疗方案和预后。提供关于疾病管理和可用资源的信息，增强患者的自我管理能力。

3）传授应对策略和应对技巧：比如放松练习、正念冥想和压力管理技巧，帮助他们应对疾病相关的压力。鼓励患者设定实际的目标，并庆祝每一个小的进步，增强他们的自我效能感。

4）家庭参与：鼓励家庭成员参与患者的治疗和护理过程，为他们提供家庭教育，以便他们更好地支持患者。为家属提供资源和指导，帮助他们理解如何在保持自身健康的同时，有效地支持患者。

5）心理干预：在必要时，推荐患者接受专业的精神健康评估和治疗。

（7）营养支持：根据患者的状况提供适当的营养支持，确保患者获得足够的营养以支持身体的恢复和维持健康。建议选择新鲜水果、蔬菜、全谷类食品和健康蛋白质来源，减少饱和脂肪和加工食品的摄入。患者应听从医生或营养师的建议，摄入均衡营养，减少肺部的负担。

（8）康复计划：与物理治疗师和职业治疗师合作，制订康复计划，帮助患者恢复和提高日常生活能力。

（9）出院规划：在患者出院前，制订详细的出院和后续护理指导计划，确保患者在家中也能得到适当的护理和监测。

（10）多学科团队合作：与医院内的多学科团队合作，确保患者得到全面的护理，包括神经科、肾脏科、呼吸科、心理科等相关专业团队的协作。

TSC 相关的淋巴管平滑肌瘤病患者的住院护理需要综合考虑患者的身体、心理和社会需求，以提供全面的护理服务。医护人员应保持与患者和家属的良好沟通，确保他们参与到护理计划中，并了解护理过程和治疗目标。

2. 家庭护理

对于 TSC 相关的淋巴管平滑肌瘤病患者的家庭护理指导，以下是一些重要的方面。

（1）了解疾病：家庭成员应该了解 TSC 相关的淋巴管平滑肌瘤病的基本知识，包括症状、治疗方法和可能的并发症。

这有助于家庭成员提供适当的支持和及时识别症状，避免感染。由于 TSC 相关的淋巴管平滑肌瘤病患者的肺部功能受损，他们更容易受到呼吸道感染的影响。因此，需要避免与感染者密切接触，勤洗手，避免人群密集的场所，及时接种流感疫苗等，以减少感染的风险。

（2）监测症状：家庭成员可以帮助监测患者的症状，如呼吸困难、胸痛或疲劳，并记录症状的变化，以便在随访时与医疗团队分享。

（3）药物管理：家庭成员应确保患者按时服用所有药物，并帮助管理任何不良反应。如果发现新的不良反应或有关于药物的疑问，应及时联系医生。

（4）饮食和营养：TSC 相关的淋巴管平滑肌瘤病患者需要注意饮食健康，包括摄入足够的蛋白质、维生素和矿物质，同时避免高脂肪、高胆固醇、高盐和高糖的食物。适量摄入水果、蔬菜、全谷类和低脂肪的食物，有助于维持健康体重和提高免疫力。提供均衡的饮食，确保患者摄入足够的营养，特别是富含抗氧化剂的食物。在必要时，可以咨询营养师。

（5）适量运动：淋巴管平滑肌瘤病患者需要根据自身情况进行适当的锻炼和活动。这包括适度的有氧运动，鼓励患者进行适量的身体活动，如瑜伽、散步、游泳等，以帮助保持肺部功能和整体健康。但是患者在开始任何新的运动计划前，应先咨询医生。

（6）避免烟草和有害物质：TSC 相关的淋巴管平滑肌瘤病患者需要避免烟草、污染的空气和其他有害物质的接触，以减少肺部损伤和疾病进展的风险。同时，患者需要注意保暖，避免感冒和其他呼吸道感染。家庭环境应无烟草烟雾和其他有害物质，如石棉或某些化学品，因为这些物质可能会加剧肺部病变。

（7）心理支持：TSC 相关的淋巴管平滑肌瘤病患者需要得到家人和医护人员的支持和关爱，情感支持对患者至关重要。家庭成员应倾听患者的担忧，并提供鼓励。同时也需要寻求专业的心理支持，以帮助缓解焦虑、抑郁和其他心理问题。

（8）紧急情况准备：了解如何应对紧急情况（如气胸发作时的突然胸痛和呼吸困难），知道何时和如何快速联系紧急医疗服务。

（9）定期检查：TSC 相关的淋巴管平滑肌瘤病患者需要定期就医，进行肺功能检查和影像学检查，以评估疾病的进展和治疗效果。同时，患者需要听从医生的建议，按时服药和进行其他治疗。协助患者安排和进行定期的医疗检查，包括肺功能测试、CT 扫描等，以监测疾病进展。

（10）健康教育和自我管理：鼓励患者学习自我管理技能，参与决策，并了解自己的健康状况。家庭成员需要意识到呼吸锻炼是 TSC 相关的淋巴管平滑肌瘤病患者的重要治疗手段，可以帮助改善呼吸功能、缓解呼吸困难和疲劳感，降低感染风险，并提高生活质量。患者应根据自身情况选择合适的方式，并听从医生的建议和指导。同时家庭成员需要对患者的呼吸锻炼进行监督和提醒。

（11）家庭和社会支持：帮助患者联系和参与淋巴管肌瘤病或 TSC 相关的患者支持团体，以获得信息、资源和同理心支持。确保患者的社会活动和家庭生活尽可能正常，帮助患者维持社交联系和参与社区活动。

家庭成员在患者的护理中扮演着重要的角色，不但在物质上提供帮助，而且在情感上也是患者的重要支柱。通过上述的家庭护理指导，可以帮助 TSC 相关的淋巴管平滑肌瘤病患者更好地管理自己的健康状况，并提高生活质量。

3. 用药护理

医生根据 TSC、TSC 相关的淋巴管平滑肌瘤病患者的病情、药物不良反应和患者的生活方式等因素综合考虑患者的药物治疗方案。在患者进行治疗的过程中，药物依从性对于患者的治疗及预后有非常重要的意义。基于此，以下是针对 TSC 相关的淋巴管平滑肌瘤病患者药物治疗的护理建议。

（1）药物管理：护理人员需要了解患者的用药情况，包括药物的名称、剂量、频率和用药时间等；确保患者按照医嘱准确用药，并及时记录用药情况。护理人员与患者形成健康教育闭环，确保患者了解自己药物的名称、剂量、服用频率和用药时间，并且能够正确地进行用药；确保患者知晓用药信息，包括如何正确服用药物、可能的不良反应和如何应对不良反应等方面的信息；确保患者按照医嘱准确用药，并及时记录用药情况，包括用药时间、剂量等信息。

（2）药物不良反应监测：护理人员需要密切观察患者用药后的反应和不良反应，包括药物过敏、消化道不适、头痛、眩晕等。及时向医生报告患者的不良反应情况。

（3）营养和饮食：药物治疗可能对患者的胃肠道功能产生影响，护理人员需要关注患者的饮食情况，鼓励患者多食用易消化的食物，保持饮食的均衡和多样化，以维持良好的营养状态。

（4）心理支持：药物治疗可能对患者的心理状态产生影响，护理人员需要倾听患者的心理需求，提供情绪支持，帮助患者理解药物治疗的重要性，并鼓励患者积极配合治疗，并提供心理护理和心理健康教育。

（5）定期随访和评估：护理人员需要协助医生进行患者的定期随访和评估，记录患者的病情变化和治疗效果，及时向医生反馈患者的健康状况。

4. 护理随访

TSC 相关的淋巴管平滑肌瘤病患者的护理随访应当涵盖全面的医疗监测和支持，以及日常生活中的护理建议。以下是一些主要的护理随访方面。

（1）症状监测：护理人员应定期询问患者的症状，如呼吸困难、胸痛、咳嗽等，以及这些症状是否有变化或加重。

（2）肺功能跟踪：与患者合作记录肺功能的变化，鼓励患者定期参加肺功能测试，并了解测试结果的意义。

（3）药物管理：帮助患者管理其药物治疗计划，确保患者正确服药，监测药物的不良反应，并与医生沟通调整治疗方案。

（4）营养支持：提供营养建议，帮助患者维持健康的饮食习惯，如果需要，可以建议患者咨询营养师。

（5）呼吸锻炼和康复：指导患者进行呼吸练习和肺康复活动，以增强呼吸功能和改善生活质量。

（6）心理和情感支持：识别患者可能的心理健康问题，如焦虑或抑郁，并提供或推荐相应的心理支持服务。

（7）生活方式咨询：提供戒烟、限酒和适量运动的建议，帮助患者维持健康的生活方式。

（8）健康教育和自我管理：传授患者关于 TSC 相关的淋巴管平滑肌瘤病的知识，包括疾病管理、预防并发症的策略，以及如何监测自己的健康状况。

（9）家庭和社会支持：评估患者的家庭和社会支持系统，鼓励家属参与护理，提供资源，如患者支持团体和教育材料。

（10）紧急计划：制订紧急情况下的应对计划，如气胸发作时的急救措施，确保患者和家属知晓如何及时求助。

（11）遵循专业指南和随访计划：遵循医疗专业团队制订

的随访计划，包括定期的医学检查和影像学评估。

（12）协调护理：作为患者与医疗团队之间的桥梁，确保有效沟通，协调不同专业领域的医疗服务。

护理随访方案应根据患者的个体情况和需要进行个性化设定，以确保最佳的疾病管理和患者生活质量。淋巴管平滑肌瘤病患者需要全面的护理，包括就医、用药管理、健康饮食、呼吸锻炼、避免诱因、心理支持、保持良好的室内空气质量、避免感染、适当的锻炼和活动、定期随访和监测，以及寻求社会支持。这些措施有助于帮助患者管理疾病，改善生活质量。

5. 社会支持

TSC 相关的淋巴管平滑肌瘤病患者的社会支持至关重要，因为这种疾病可能会对患者的生活质量产生显著影响。社会支持可以来自家庭、朋友、同事、医疗专业人员及专门的支持团体和组织。为了获得有效的社会支持，可以采取以下措施。

（1）健康教育和宣传：传授患者周围的人有关 TSC 相关的淋巴管平滑肌瘤病的知识，包括它的症状、治疗方法和患者可能面临的挑战。这有助于促进他们对患者的理解和同情，使患者得到更好的支持。

（2）参与支持团体：加入 TSC 相关的淋巴管平滑肌瘤病或罕见疾病支持团体，如北京蝴蝶结结节性硬化症罕见病关爱中心、蓝梅公益、中国罕见病联盟等，与其他患者和家庭建立联系。这些团体提供情感支持、分享经验和信息，以及有时提供实际帮助。

（3）利用在线资源：参与在线论坛和社交媒体群组，与世界各地的 TSC 相关的淋巴管平滑肌瘤病患者交流。这些平台可以提供及时的信息和支持。

（4）专业辅导和心理健康服务：心理健康专业人员可以帮助患者处理与疾病相关的情感和心理问题。这可能包括个人或团体咨询。

（5）教育机构的支持：如果患者是在校学生，可以与学校的学生服务部门合作，确保他们获得必要的教育支持和适应校园生活。

（6）与医疗专业人员合作：建立一个跨学科的医疗团队，包括主治医生、肺科医生、遗传顾问和其他相关专业人员，以确保患者获得全面的医疗护理和指导。

（7）工作场所的适应：与雇主沟通，讨论可能需要的工作场所适应措施，如灵活的工作时间、工作范围的调整或特殊设备的提供。

（8）寻求政府和社会组织帮助：政府和社会组织可能提供财务援助、医疗保险指导、法律援助或其他服务。

（9）家庭和朋友支持：与家人和朋友保持沟通，让他们了解你的需要和如何提供帮助。

（10）自我倡导：学习自我倡导的技巧，以便在医疗、法律和社会福利系统中为自己争取权益。通过这些途径，TSC 相关的淋巴管平滑肌瘤病患者可以获得必要的支持，更好地应对疾病的挑战，维持生活质量，并与社会保持积极的联系。重要的是，寻求和接受帮助是应对这种长期疾病的关键部分。

　　总结，由于慢性疾病的负担和对未来的不确定性，患者可能面临心理和情绪上的挑战。护理人员应提供倾听和心理支持，帮助患者建立积极的应对策略。TSC 是一种多器官受累的疾病，涉及呼吸科、神经科、皮肤科等多个专业领域，因此，护理人员应与相关科室紧密合作，共同制订个体化的护理计划，确保患者得到全面的护理和最佳的治疗效果。TSC 的肺部护理是一项复杂而全面的任务，需要护理人员具备专业知识、技能和同情心。通过准确的评估、有效的症状管理、并发症的预防和处理、生活方式的指导和心理支持，以及跨学科的合作，可以为 TSC 患者提供优质的肺部护理，改善他们的生活质量，并延长生存期。

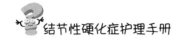
第 6 节　肺功能检测和 6 分钟步行试验

肺功能检测和 6 分钟步行试验是评估 TSC 相关的淋巴管平滑肌瘤病患者肺部功能的常用方法。以下是关于如何进行肺功能检测和 6 分钟步行试验的一些信息。

1. 肺功能检测

（1）准备：在进行肺功能检测前，患者需要避免吸烟、饮酒、喝咖啡和运动等影响肺功能的因素。患者需要坐直或站立，并将鼻子夹住，用嘴巴紧闭住呼吸管。

（2）测量：肺功能检测通常包括多种测试，如呼气流量峰值、第 1 秒用力呼气容积和肺活量等。医护人员会为患者提供呼吸管，并要求患者按照指示进行深呼吸和用力呼气，以测量不同的肺功能指标。

2. 6 分钟步行试验

（1）准备：在进行 6 分钟步行试验前，患者需要穿着舒适的鞋子和衣服，并在测试前休息一段时间。患者需要在平坦的走廊或室内空间中行走。

（2）测试：在测试开始前，医护人员会向患者解释测试的过程和要求。患者需要在 6 分钟内尽可能多地行走，医护人员会记录患者的步数和心率等指标。测试结束后，患者需要休息一段时间，并向医护人员报告任何不适或疲劳感。

需要注意的是，肺功能检测和 6 分钟步行试验需要在医生或护理人员的指导下进行，患者应该严格按照要求进行测试，并及时向医生报告任何不适或疑虑。这些测试可以帮助医生评估 TSC 相关的淋巴管平滑肌瘤病患者的肺部功能，指导疾病管理和治疗。

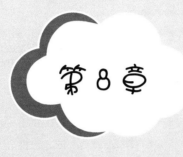

第 8 章

TSC 与心脏的护理

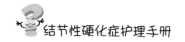

第1节　心脏症状的评估与监测

TSC的典型心脏表现是横纹肌瘤，这是一种常表现为多病灶的良性肿瘤。心脏横纹肌瘤是最常见的儿科心脏肿瘤之一。几乎仅发生于儿童，占儿童各种原发性心脏肿瘤的40%～60%，胎儿发生率最高，其次为新生儿及婴儿，80%～90%伴有TSC。

一般情况下，心脏横纹肌瘤是良性肿瘤，通常位于心室壁或房室瓣，尚未证实心脏横纹肌瘤会发生恶性转化。大多数横纹肌瘤可自发消退，因此无症状的肿瘤不需要治疗，特别是在年龄较大的儿童或成人TSC患者中首次发现此类肿瘤时。由于肿瘤位置特殊，可能导致血流动力学紊乱、心律失常、心力衰竭、栓塞甚至猝死等情况，虽然这些情况很少见，但它们仍然是＜10岁的TSC儿童最常见的死亡原因，因此需要谨慎处理。

心脏横纹肌瘤对心脏的影响与其发生的位置和大小有关。大多数情况下，心脏横纹肌瘤对心脏没有明显影响，但少数情况下可能导致严重并发症，如左、右心室流出道梗阻，心律失常，心力衰竭甚至猝死。如果心脏横纹肌瘤发生在心腔内且瘤体较小，即使是多发的情况，对心脏血流动力学的影响也不大。但如果瘤体较大且占据心腔，特别是位于左、右心室流出道，可能导致流出道严重狭窄或梗阻，从而严重影响心脏血流动力学，导致患儿死亡。此外，如果肿瘤位于心肌内，可能导致心肌肥厚和心功能下降，最终导致心力衰竭。这种情况有可能被误诊为心肌病。还有报道称肿瘤位于肺动脉内造成血流梗阻，导致患儿死亡。

除了对心脏血流动力学的影响，心脏横纹肌瘤还可能对心脏电生理学产生影响。虽然大多数患有心脏横纹肌瘤的患儿没有心律失常，但部分患有 TSC 的患儿可能出现房性或室性早搏、室性心动过速等情况。国外有报道称某患儿发生严重窦性心动过缓、阵发性室上性或室性心动过速，导致死亡。

所有 TSC 患儿都应接受超声心动图和心电图检查，必要时还需要进行 24 小时动态心电图检查，以全面了解心脏状况和心律失常情况。

心脏横纹肌瘤通常是多发性的，主要出现在左、右心室。在婴幼儿患者中，肿瘤数量较多、体积较大，但随着年龄的增长，大多数肿瘤会减少、体积变小或完全消退。然而，年长儿的这种变化较少，甚至可能会出现新的心脏横纹肌瘤。大多数心脏横纹肌瘤不会导致心脏功能异常，但在少数情况下，可能会引起左、右心室血流出道狭窄或梗阻，心力衰竭，严重心律失常，甚至导致患儿死亡。针对 TSC 患儿的诊疗，强烈建议常规进行超声心动图和心电图的检查和随访，特别是在婴幼儿患者身上。超声心动图是诊断和随访心脏横纹肌瘤的可靠方法，而多发性心脏横纹肌瘤的存在对 TSC 的早期诊断至关重要。然而，需要指出的是，由于超声技术本身的局限性，有时可能会漏诊微小肿瘤。因此，心脏 MRI 检查可以作为超声心动图的补充，以更全面地评估患儿的心脏状况。

定期心脏检查的重要性：在诊断和治疗 TSC 患儿时，我们必须重视心脏横纹肌瘤的筛查和随访，以确保患儿的心脏健康。定期的心脏筛查可以帮助我们及时发现心脏横纹肌瘤的存在和变化，从而采取必要的干预措施，保障患儿的生命安全。

第 2 节 心脏横纹肌瘤的识别和管理

近年来，胎儿超声心动图诊断的增加是医学领域的重大进展，这一技术可以帮助医生及时监测胎儿的健康状况，尤其在诊断 TSC 等遗传性疾病方面具有重要意义。在妊娠期间进行连续成像以监测疾病严重程度，产后影像学检查则用于确认解剖结构并确定出生后的疾病状态。心脏横纹肌瘤建议持续监测，直到肿瘤消退。

由于心脏横纹肌瘤通常是 TSC 的首发表现，因此需要强调根据当地可用资源进行适当的亚专科转诊。鉴于人们对晚年心脏病问题的重视，包括心律失常，现在建议每 3～5 年进行一次心电图检查。在青春期的患者需要较低的怀疑指数，需要努力促进从儿科护理向成人护理的过渡。

1. 影像学监测建议

心脏横纹肌瘤特征性地发生在子宫内，随着超声使用的增加及 MRI 及相关技术的改进，即使在产前，这些肿瘤的检出率也越来越高。超声心动图是产前发现横纹肌瘤、随访并评价本病预后的首选方法。在胎儿时期，如果怀疑 TSC 或有 TSC 阳性家族史，建议进行超声心动图检查。国际 TSC 指南指出，产前超声检查确定患有横纹肌瘤的胎儿，进行胎儿超声心动图检查可以帮助发现出生后发生心脏衰竭的高风险个体。对胎儿心脏进行检查在孕晚期尤为重要，胎儿心脏肿瘤可能在子宫内表现为超声检查的肿块、心律失常、胎儿水肿或心包积液。当首次发现胎儿心脏横纹肌瘤时，要进行追踪随访，因为本病在妊娠中期及妊娠晚期有增长趋势，32 周以后生长缓慢，小的肿瘤相对稳定，肿瘤多发者或体积大者会导致横纹肌瘤在宫内生长，肿瘤的生长可能受妊娠期间激素影响，而不同个体肿瘤增长速度可能与遗传差异有关。发生心脏多发横纹肌瘤的胎儿 90% 为 TSC，心脏横纹肌瘤可能是 TSC 胎儿孕期唯一的异常临床表型，最初可能在出生前或出生不久后发现 1 个或多个横纹肌瘤。心脏横纹肌瘤通过增大的瘤体阻塞心脏流入流出通道或引起心脏节律异常，对胎儿造成不良影响，严重者造成心力衰竭。如果发现心脏横纹肌瘤，需要评估可能导致出生后血流动力学受损的流入或流出梗阻、评估心律失常和心室功能障碍及胎儿水肿的证据。如果存在并发症，需要在妊娠期间进行密切随访，并在母胎医学、心脏病学和心脏外科专家的参与下，仔细协调和规划产前和产后护理。即使没有并发症，如果胎儿超声心动图诊断或怀疑心脏横纹肌瘤，也建议咨询母胎医学和遗传学专业人员，以告知家属有关 TSC 的可能性和长期预后。由于横纹肌瘤在妊娠期间会增长，因此建议在妊娠后期（30～35 周）进行随访影像学检查。

指南推荐有 TSC 合并横纹肌瘤的无症状儿童，每 1～3

年进行 1 次超声心动图检查，直到确认心脏横纹肌瘤消退。在婴儿早期，超声心动图的预测价值与胎儿期相似，80% ～ 85% 确诊 TSC 的儿童在 2 岁以下时有可识别的横纹肌瘤。超过 2 岁，可识别横纹肌瘤的发病率显著降低（20% ～ 25%），但如果在超声心动图上很容易看到，则 TSC 的可能性仍然很高。在儿童晚期和青春期（9 ～ 14 岁），在小规模病例系列研究中，TSC 患者的心脏横纹肌瘤确诊率似乎再次增加（约 40%）。据推测，这可能与激素变化有关。尽管许多横纹肌瘤无症状，但有心脏横纹肌瘤的 TSC 患者极可能在新生儿期和婴儿期早期出现症状。出生后 2 年内，建议对任何疑似诊断为 TSC 的儿童进行超声心动图检查，因为该年龄组的心脏横纹肌瘤与 TSC 之间存在高度相关性。此外，流出或流入道梗阻导致的血流动力学损害最有可能发生在该年龄组，并且可以通过超声心动图轻松评估。如果超声心动图可以确诊横纹肌瘤，则不建议进一步进行影像学检查。对于疑似 TSC 但未确诊且超声心动图显示有心脏肿瘤但横纹肌瘤诊断不确定的患者，应考虑转诊至三级小儿心脏中心，在镇静或全身麻醉下进行心脏 MRI 以进行组织特征分析。然而，这一决定应由心脏病学、神经病学和 / 或遗传学专家共同做出，以考虑风险。

在典型病例中，在没有流入 / 流出道梗阻和心室功能不全的情况下，不建议在出生后第 1 年进行随访超声心动图检查，但可以考虑在 1 ～ 3 岁进行一次超声心动图检查，以记录肿瘤消退。一旦记录到肿瘤消退，不建议进行随访超声心动图检查，除非出现新的心脏问题，如心律失常或晕厥，在这些情况下，应咨询儿科心脏病专家。对于非典型病例，应考虑更密切的随访。对于流入 / 流出道梗阻、心室功能不全或大型孤立性肿瘤的患者，可能需要更频繁地重复进行超声心动图检查，并应与儿科心脏病专家会诊。对于疑似 TSC 超过 2 岁的患者，应考虑超声心动图检查，但检出率明显较低。如果体格检查符合流出道梗阻（在该年龄组中很少见），或者担心心律失常或晕厥，则建议进行超声心动图检查。

2. 电生理监测建议

TSC 儿童（尤其是小于 3 岁者）应接受基线超声心动图和心电图检查，以分别评估横纹肌瘤和心律失常。所有 TSC 患者，在诊断时应进行 12—15 导联心电图检查，无论年龄大小。有 TSC 而无心脏病病史或症状的成年 TSC 患者不需要进行超声心动图检查，但建议进行基线心电图检查以评估心脏传导缺陷。所有年龄的无症状患者应每 3 ～ 5 年接受 1 次心电图检查，以监测传导缺陷。有症状或其他危险因素的患者可能需要更频繁的或更先进的评估，如动态事件监测。对于不能明确排除心源性晕厥的"跌倒发作"或"癫痫发作"，应使用具有"循环"记忆的监护仪（体外或植入）进行评估。特别是对于有晕厥或其他心脏表现的个体发作，应使用侵入性心脏电生理学检查进行评估。

TSC 患者猝死的报道发生在所有年龄段，其病因可能多种多样，不仅包括心律失常，还包括癫痫、颅内出血、梗阻性脑积水和动脉瘤破裂。目前尚不清楚隐匿性心律失常的动态心电图监测是否能够预测和预防心律失常死亡。在问题得到明确回答之前，定期进行动态心电图监测是谨慎的。

3.心脏横纹肌瘤的替代成像方式

心脏 MRI 也可用于检测心脏横纹肌瘤，其优势在于提供更具体的组织表征。在不确定心脏肿瘤是否为横纹肌瘤的情况下（如在有大孤立性肿瘤的患者中），MRI 可以作为超声心动图的有用辅助手段。此外，MRI 在描绘心脏肿瘤与正常心肌和大血管的接近程度方面比超声心动图更准确。因此，一旦做出手术决定，MRI 可能是手术计划的有用辅助手段。它还可以提供更可靠和可重复的心室收缩功能估计。＜ 8 岁儿童的心脏MRI 需要全身麻醉或镇静，因此，应根据需要限制其使用。

TSC 患者的管理和监测指南在修订后的诊断标准相关文章中得到了全面阐述。鉴于成功的临床试验将哺乳动物雷帕霉素靶蛋白抑制剂确定为一种新的药物治疗策略，已经考虑了各种监测问题。在诊断标准中增加基因检测也会对筛查产生影响。这些建议在监测方面直接影响心脏病专家，在极少数情况下可能影响药物治疗。对潜伏性心血管表型认识的日益增加，表明需要继续监测这些患者。随着对心血管系统疾病自然史的了解越来越深入，需要确定成年期的持续护理方法，强调将护理从儿科过渡到成人心脏病学，并在成年期保持监测警惕。

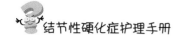

第 3 节　心力衰竭的识别和管理

心力衰竭是指心脏结构或功能异常导致的心室收缩或充盈障碍引起了症状和体征的复杂临床综合征。

1. 心力衰竭的诊断和评估

心力衰竭的诊断和评估依赖于病史、体格检查、实验室检查、心脏影像学检查和功能检查。首先，根据病史、体格检查、心电图和胸片判断是否存在心力衰竭的可能性；其次，通过利钠肽检测和超声心动图明确心力衰竭的存在，并进一步确定其病因和诱因；最后，还需评估病情的严重程度、预后及是否存在并发症和合并症。全面、准确的诊断是心力衰竭患者有效治疗的前提和基础。

2. 心力衰竭的症状

随着心脏泵出的血液量（即"心输出量"）减少，会出现多种症状。

（1）呼吸急促，需要减少正常活动和／或使用几个枕头抬高头部以便入睡。

（2）很快感到疲倦。

（3）运动时无力，尤其是腿部无力。

（4）头晕或头重脚轻。

（5）心率加快，即使在休息时也是如此。

（6）小腿和脚肿胀（水肿）或腹部肿胀（腹水）。

（7）非故意体重减轻（严重心力衰竭）。

3. 心功能分级

根据诱发症状所需的劳力程度将患者分为四个功能等级。

Ⅰ级——体力活动不受限制的心脏病患者。日常体力活动不引起诸如乏力或呼吸困难等心力衰竭症状。

Ⅱ级——体力活动轻微受限的心脏病患者。日常活动会引起心力衰竭症状，但静息时无症状。

Ⅲ级——体力活动明显受限的心脏病患者。低于日常体力活动水平时即出现心力衰竭症状，但静息时无症状。

Ⅳ级——任何体力活动都会引起不适的心脏病患者。即使静息时也可出现心力衰竭症状。

4. 心力衰竭的管理

心力衰竭的管理应遵循相关指南，需要多学科合作，以患者为中心，涉及住院前、住院中、出院后的多个环节，关注患者的全程管理，包括急性期的救治、慢性心力衰竭治疗的启动和优化、合并症的诊治、有计划和针对性的长期随访、运动康复、生活方式干预、健康教育、患者自我管理、精神心理支持和社会支持等。这些措施对于改善患者生活质量、延缓疾病恶化、降低再住院率具有重要意义，是心力衰竭诊治体系中必不可少的一部分。

（1）心力衰竭管理团队：心力衰竭是一种临床综合征，其治疗和管理需要一个多学科的团队来完成。这个团队通常由心脏专科医生、全科医生、护士、药师、康复治疗师、营养师等专业人员组成。每个成员都在其专业领域内发挥作用，相互协作，以确保患者得到全面的治疗和照顾。这种团队合作对于提高心力衰竭的诊断和治疗水平至关重要。研究表明，团队协作护理可以降低心力衰竭患者的死亡率，减少住院次数，并改善患者的生活质量。特别是对于再入院风险高的心力衰竭患者，多学科参与的管理方案或项目显得尤为重要。因此，建立一个高效的心力衰竭管理团队对于患者的预后至关重要。然而，要确保心力衰竭管理团队的有效运作，需要长期稳定的配合和良好的沟通。成员之间需要建立起良好的合作关系，以确保患者得到全面的照顾。此外，定期对团队成员进行培训也是必不可少的，以确保他们了解最新的治疗方案和指南，并能够将其应用到临床实践中。这样可以确保管理方案持续改进和实施标准化，从而提高团队的整体水平。因此，一个高效的心力衰竭管理团队不仅可以提高患者的生活质量、延缓疾病的恶化、降低再住院率，还可以为患者和家属提供更全面的支持和关怀。在未来，我们应该继续加强对心力衰竭管理团队的重视和培训，以确保患者能够得到最佳的治疗和照顾。

（2）优化心力衰竭管理流程：一个完善的心力衰竭管理方案应该覆盖诊治全程，并且实现医院到社区的无缝衔接。

1）在住院期间，心力衰竭管理团队应该与患者接触和进行宣教，鼓励他们和家属参与随访。这种及时的沟通和教育可以帮助患者更好地理解疾病，提高治疗依从性，并且减少不必要的再入院风险。

2）根据患者的病情和危险分层，制订出院计划，做好随访方案，以确保患者在出院后能够得到持续的关注和治疗支持。

3）出院后的随访和患者教育，可以提高患者的依从性和自我护理能力，帮助他们进行药物调整，提供心理支持，以及在心力衰竭症状加重时进行及时处理。

为了更好地实现随访和管理，建立心力衰竭随访制度并为患者建立医疗健康档案是至关重要的。随访方式可以包括门诊随访、社区访视、电话随访、家庭监测，甚至用植入式或可穿戴式设备进行远程监控等。这些不同的随访方式可以根据具体的医疗条件和患者的意愿及自我管理能力来选择，以确保患者能够得到最合适的关怀和治疗支持。此外，采用新的信息技术也能够有效促进心力衰竭多学科管理方案的构建和实施，同时也有助于患者的参与和自我管理。这种技术的运用可以使随访更加便捷高效，同时也能够提供更加精准的治疗和管理方案。

总之，优化心力衰竭管理流程是为了确保患者在诊治全程都能够得到持续的关注和支持。通过建立完善的管理流程，包括住院期间的教育和计划制订，以及出院后的随访和管理，可以有效地提高患者的预后，减少再入院率，并且提高患者的生活质量。这需要一个多学科的团队合作，以及新的信息技术的运用，来确保患者能够得到最佳的治疗和照顾。

（3）随访频率和内容：随访对于心力衰竭患者的管理至关重要，特别是在出院后的早期阶段，因为此时患者易发生心血管事件。根据患者的具体情况，制订合适的随访频率和内容对于降低再住院率和死亡率至关重要。根据研究，心力衰竭住院患者出院后 2～3 个月内死亡率和再住院率高达 15% 和 30%，因此将出院后早期心血管事件高发的这一时期称为心力衰竭的易损期。在这一时期，优化慢性心力衰竭的治疗方案是降低易损期心血管事件发生率的关键。随访频率应根据患者的稳定程度和治疗需要进行调整。由于患者病情不稳定，需要进行药物调整和监测，因此在早期阶段应适当增加随访频率，通常为每 2 周 1 次。一旦病情稳定，随访频率可改为每 1～2 个月 1 次。通过这种方式，可以及时发现并处理患者病情的变化，确保他们得到持续的关注和治疗支持。

随访内容也至关重要，应包括但不限于以下项目。

1）监测症状、心功能分级、血压、心率、心律、体重、肾功能和电解质。

2）监测神经内分泌拮抗剂的使用情况。

3）调整利尿剂的种类和剂量。

4）经过 3～6 个月优化药物治疗后，是否有植入式心脏复律除颤器和心脏再同步治疗指征。

5）针对病因的治疗。

6）合并症的治疗。

7）评估治疗依从性和不良反应。

8）必要时行 B 型利钠肽 /N 末端 B 型利钠肽原、胸片、超声心动图、动态心电图等检查，通常在规范化治疗后 3 个月、临床状况发生变化及每 6 个月 1 次的病情评估时进行。

9）关注有无焦虑和抑郁。

10）心脏专科医生应每年与患者进行 1 次病情讨论，审查当前的治疗方案，评估预后，制订后续治疗方案或植入心脏辅助装置或进行心脏移植。

对于病情和治疗方案稳定的慢性心力衰竭患者，可以在社区或基层医院进行随访。这种分级管理的方式可以让患者在更加舒适和熟悉的环境中接受治疗，并且减少不必要的住院风险。

（4）患者教育：缺乏自我管理的知识和技巧是心力衰竭患者反复住院的重要原因之一。通过教育不仅有助于患者更好地理解自己的疾病，还能提高患者的自我管理能力和药物依从性，有助其改善生活方式。主要内容需涵盖心力衰竭的基础知识、症状的监控、药物治疗及依从性、饮食指导和生活方式干预等（表 8-1）。

表8-1 心力衰竭患者教育内容

项目	内容
疾病知识介绍	心功能分级、分期，心力衰竭的病因、诱因、合并症的诊治和管理
限钠	心力衰竭急性发作伴容量负荷过重时，限制钠摄入 < 2 g/d；轻度或稳定期时不主张严格限制钠摄入
限水	严重心力衰竭患者1.5 ～ 2.0 L/d；轻中度心力衰竭患者常规限制液体并无获益
监测体重、出入量	每天同一时间、同一条件下测量并记录体重
监测血压、心率	介绍血压、心率的测量方法，将血压、心率控制在合适范围
营养和饮食	低脂饮食，戒烟限酒，酒精性心肌病患者戒酒，肥胖者需减肥，营养不良者需给予营养支持
监测血脂、血糖、肾功能、电解质	将血脂、血糖、肾功能、电解质控制在合适范围
随访安排	详细讲解随访时间安排及目的，根据病情制订随访计划，并需根据随访结果及时给予相应的干预措施
家庭成员	心肺复苏训练
用药指导	详细讲解药名、剂量、时间、频次、用药目的、不良反应和注意事项等，重点是指南推荐药物的治疗作用及不良反应，利尿剂的使用及调整，给患者打印用药清单，提高患者依从性

续表

项目	内容
症状自我评估及处理	指导患者尽早发现心力衰竭恶化的症状及如何应对；出现心力衰竭加重的症状和 / 或体征，如疲乏加重、呼吸困难加重、活动耐量下降、静息心率增加≥ 15 次 / 分、水肿（尤其下肢）再现或加重、体重增加（3 天内突然增加 2 kg 以上）时，应增加利尿剂剂量并及时就诊
运动康复指导	根据心功能情况推荐不同强度的运动；减少久坐，运动过程注意循序渐进；提供运动处方或建议，包括运动强度、何时停止运动等
心理和精神指导	定期用量表筛查和评估焦虑、抑郁，建议患者保持积极乐观的心态，给予心理支持，必要时使用抗焦虑或抗抑郁药物；因三环类抗抑郁药物可导致低血压、心功能恶化和心律失常，应避免使用
预防感染	每年接种流感疫苗、定期接种肺炎疫苗

（5）运动康复：运动康复在慢性心力衰竭患者的管理中也扮演着重要的角色。研究证实了慢性心力衰竭运动康复的安全性和有效性，其可降低患者的病死率和再住院率，改善患者的运动耐量和生活质量，同时也能合理控制医疗成本。因此，应推荐心力衰竭患者进行有规律的有氧运动，以改善症状、提高活动耐量。患者在医生的指导和监测下进行专业的运动康复，或者进行适合自己的运动，都是有益的。

（6）终末期心力衰竭患者的姑息治疗和临终关怀：终末期

心力衰竭的治疗涉及姑息治疗和临终关怀。姑息治疗适用于经积极的药物和非药物治疗后仍有严重的心力衰竭症状导致生活质量长期低下和反复住院治疗的患者；失去了机械循环辅助支持和心脏移植机会的患者；心源性恶病质的患者；临床判断已接近生命终点的患者。姑息治疗的目标是通过缓解症状和减轻痛苦来提高患者的生活质量，而不是以治愈疾病为目标。对于这些患者，利尿剂在缓解水肿和呼吸困难方面发挥着至关重要的作用，因此应该持续使用至生命的最后阶段。

除了药物治疗，人文关怀也是终末期心力衰竭患者管理中不可或缺的一部分。关注患者的心理和精神需求，提供温暖和关爱，可以帮助患者更好地面对疾病和生命的终结，从而减轻其心理负担。此外，考虑适时停用部分药物或关闭心脏除颤器功能也是必要的，考虑恰当的复苏处理，以避免不必要的治疗和干预，让患者在生命的最后阶段能够更加安详和舒适。

医护人员需要与患者及其家属进行充分的沟通，共同制订合适的治疗方案和护理计划。这包括对疼痛管理、呼吸困难的缓解、情绪支持和心理安慰等方面的综合考虑。同时，医护人员也需要为患者提供关于临终关怀的相关知识和信息，帮助他们理解并接受自己的疾病状态，以及未来可能面临的情况。

（7）老年人心力衰竭管理：心力衰竭的发病率和患病率均随年龄增加，≥80岁的人群心力衰竭患病率可近12%。老年心力衰竭患者发生心力衰竭恶化和再入院的风险高，高龄是心力衰竭患者预后差的危险因素。老年心力衰竭患者在诊断和评估上具有一些特殊性，需要我们特别关注。

1）老年患者更常出现不典型症状，容易发生肺水肿、低氧血症和重要器官灌注不足。

2）以射血分数保留的心力衰竭为多见，常合并冠心病，但在临床上容易误诊和漏诊。尸检病理研究显示，高龄老年射血分数保留的心力衰竭患者中心肌淀粉样变检出率高。

3）老年患者常存在多种病因共存，合并症较多。研究发现，65 岁以上的老年人中有超过 40% 具有 5 个以上的合并症，且随年龄增长，非心血管合并症增多。

4）在老年心力衰竭的诊断中，胸片、超声心动图和血 B 型利钠肽水平的特异性也降低。

（8）老年人心力衰竭治疗：老年心力衰竭患者的治疗同样具有特殊性。

1）循证医学证据相对较为缺乏，尤其是在非药物治疗方面。

2）老年患者易发生水电解质及酸碱平衡紊乱。

3）合并用药较多，容易发生药物相互作用和不良反应。老年心力衰竭患者的最佳药物剂量通常低于年轻人的最大耐受剂量，治疗既强调以指南为导向，也要注意个体化。

4）衰弱在老年心力衰竭患者中很普遍，应寻找和处理其原因，相关的心力衰竭指南推荐的药物对于衰弱老年人的获益尚不确定。另外，约 1/3 的 80 岁以上心力衰竭患者合并痴呆，这会导致不能及时识别心力衰竭症状和治疗依从性差。抑郁也会导致老年患者自我管理和获取社会帮助的能力下降，与预后不良相关。因此，对老年患者进行综合评估和多学科管理有助于识别上述情况并尽可能避免其不利影响。

5）高龄老年人面临预期寿命缩短、手术风险增加等问题，选择非药物治疗需严格掌握适应证，仔细评估风险收益比。

6）老年患者面临更多的经济、社会问题，就医和随访难度大，医生需结合其生活状态选择恰当的方式，适当运用电话随访和远程监护，鼓励患者进行家庭监测和社区随访。

综上所述，老年心力衰竭患者的诊断和治疗需要我们充分考虑其特殊性，并且在实践中注重个体化、综合评估和多学科管理，以提供更加贴心和有效的医疗服务。

（9）妊娠心力衰竭管理：是一个需要特别关注的领域。在现有指南的指导下，对妊娠期的心力衰竭患者进行治疗时，需要特别注意部分药物在妊娠期间的禁用情况。在急性心力衰竭的评估和鉴别诊断过程中，也需要特别留意妊娠相关的并发症。因此，预先建立处理流程和多学科团队对于快速诊断和干预妊娠女性的急性心力衰竭非常重要。在处理妊娠期的心力衰竭时，需要尽早将心源性休克或依赖正性肌力药物的患者转运至能够提供循环机械支持的机构，并在开展循环机械支持的同时考虑急诊剖宫产终止妊娠。

围生期心肌病对 β 受体激动剂非常敏感，因此在治疗时应尽量避免应用，而在选择正性肌力药物时可以考虑使用左西孟旦。此外，需要告知射血分数降低的心力衰竭患者，妊娠和围生期存在心力衰竭恶化的风险。对于围生期心肌病和扩张型心肌病患者，不推荐在左心室射血分数恢复正常前进行妊娠，即使左心室功能已经恢复，也仍然需要在妊娠（或再次妊娠）前进行心力衰竭复发风险评估。无论孕周，如果患者经过积极治疗仍无法代偿或者血流动力学不稳定，应终止妊娠。而对于稳定期心力衰竭患者，可以尝试顺产。此外，由于泌乳和哺乳会增加代谢消耗，严重心力衰竭患者可以考虑停止母乳喂养，这样也有利于尽早进行心力衰竭规范化治疗。在停止母乳喂养的情况下，可以考虑使用溴隐亭来停止泌乳。

在妊娠期心力衰竭的管理中，需要综合考虑患者的病情和妊娠状态，以便为患者提供最合适的治疗方案。因此，建立一支多学科团队，包括产科医生、心内科医生、产科护士和心力衰竭专家等，对于提高治疗效果和改善患者预后至关重要。

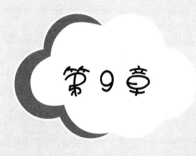

第 9 章

TSC 与眼科护理

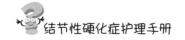

第 1 节　眼部症状的评估与监测

TSC 的眼部表现包括视网膜异常和非视网膜异常，国际 TSC 指南推荐在诊断时和此后每年进行完整的眼科检查，包括散瞳眼底检查，以寻找视网膜异常和视野缺损，值得注意的是使用氨己烯酸治疗（如治疗 TSC 中的婴儿痉挛症）的儿童可发生不可逆的视网膜功能障碍和视野缩小。因此，美国食品药品监督管理局推荐在开始用氨己烯酸治疗患者时进行基线眼科评估，之后每 3 个月评估 1 次直至停药后 3 ～ 6 个月。然而，对氨己烯酸相关的视力丧失的监测较为困难，因为很难评估婴儿和发育障碍患者的视野。因此，国际 TSC 指南认为每年进行眼科评估更加合适，即使是接受氨己烯酸治疗的儿童也是如此。

眼科评估的主要目的是识别 TSC 可能导致的眼部异常，包括视网膜星形细胞瘤、视网膜色素变性、白内障和眼睑囊肿等。

视网膜星形细胞瘤是 TSC 患者中最常见的眼部表现，通常位于视网膜或视神经盘。尽管这种瘤体多数情况下是良性的，但其大小和位置可能影响视力，特别是当瘤体位于黄斑区时。因此，定期进行眼底检查，特别是采用光学相干断层扫描和荧光素眼底血管造影，对于早期识别和监测这类瘤体至关重要。

TSC 患者还应接受全面的视力检查，包括视力测定、屈光检查和眼压测量。这些检查有助于评估患者的视觉功能，并及时发现需要干预的问题。例如，白内障可能需要手术治疗，而视网膜色素变性则可能需要定期监测以评估视力变化。

对 TSC 患者进行综合的眼科评估，对于确保他们的视觉健康和整体生活质量至关重要。通过早期识别和适时治疗眼部异常，可以有效减轻视力受损的风险，从而改善患者的生活状况。因此，建议 TSC 患者定期接受眼科检查，并与眼科医生紧密合作，以制订最佳的监测和治疗计划。

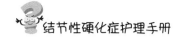

第 2 节　定期眼科检查的重要性

1. 早期诊断

眼科检查可以帮助早期发现与 TSC 相关的眼部表现，如视网膜星形细胞瘤，这是一种良性肿瘤，通常位于视网膜上。早期诊断有助于及时管理和监控，避免视力严重受损。

2. 监测疾病进展

定期的眼科检查可以监测眼部病变的进展情况，如视网膜星形细胞瘤的增长速度和大小。这对于评估疾病是否稳定及是否需要干预至关重要。

3. 预防并发症

未经治疗的眼部病变可能导致严重的并发症，包括视力丧失。通过定期检查，可以及时发现问题并采取措施预防并发症的发生。

4. 提高生活质量

通过管理眼部病变，可以帮助患者保持良好的视力，从而提高其生活质量。对于 TSC 患者而言，保持良好的视力对于学习、工作和日常活动都至关重要。

5. 全面的疾病管理

TSC 可能影响多个器官系统，因此需要多学科团队合作进行管理。眼科医生在这个团队中扮演着重要角色，负责监控和管理眼部相关的问题。

　　总之，针对 TSC 患者进行定期的眼科检查对于早期诊断、疾病监测、预防并发症、提高生活质量及实现全面疾病管理至关重要。通过积极的眼科监测和适时的干预，可以显著改善患者的预后和生活质量。

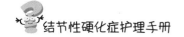

第3节 视力减退的识别和管理

1. 识别视力减退

（1）定期眼科检查：对于 TSC 患者，定期进行全面的眼科检查是早期识别视力问题的关键。这包括视力测验、眼底检查和其他相关的眼科评估。

（2）留意症状：家长和患者应留意任何可能表明视力减退的症状，如看东西模糊、眼睛疲劳、频繁眨眼、眼睛对光线敏感、视野缺失或对象扭曲等。

（3）视网膜星形细胞瘤：TSC 患者可能在视网膜上发展出星形细胞瘤，这是一种良性肿瘤，但可能导致视力减退。识别这些瘤体通常需要专业的眼底检查。

2. 管理视力减退

（1）药物治疗：对于 TSC 患者的视力减退，药物治疗是主要的管理方法之一。根据患者的病情和病变类型，医生会选择合适的药物进行治疗。例如，对于视网膜晶状体瘤，可以使用雷帕霉素等药物抑制肿瘤生长；对于视网膜错构瘤，可以使用抗新生血管生成药物等进行治疗。

（2）光学矫正：对于视力减退较轻的 TSC 患者，光学矫正是一种有效的管理方法。通过配戴合适的眼镜或隐形眼镜，可以改善患者的视力状况，提高生活质量。此外，对于存在视野缺损的患者，还可以使用特殊的眼镜或隐形眼镜进行视野扩展。

（3）手术治疗：对于视力减退严重或药物治疗无效的 TSC 患者，手术治疗是一种可行的管理方法。手术方法包括视网膜激光光凝、玻璃体切割等，可以去除眼部病变，恢复患者的视力。但是，手术治疗存在一定的风险和并发症，因此需要谨慎评估患者的病情和手术风险。

（4）康复训练和生活调整：除了药物治疗和手术治疗外，康复训练和生活调整也是管理 TSC 患者视力减退的重要手段。康复训练包括视觉训练、生活技能训练等，可以帮助患者适应视力减退带来的生活变化。生活调整包括改善照明条件、调整家具摆放等，可以减少视力减退对患者日常生活的影响。

（5）心理支持和家庭护理：心理支持和家庭护理对于管理 TSC 患者的视力减退也非常重要。通过与患者和家庭成员的沟通和交流，可以提供心理支持和情感支持，帮助患者更好地应对视力减退带来的压力和挑战。同时，家庭护理包括定期检查患者的眼部状况、督促按时服药等，可以保证治疗效果和提高生活质量。

3. TSC 眼部病变患者的康复策略

（1）视力训练：对于 TSC 眼部病变导致视力下降或眼球

突出的患者，需要进行视力训练。这种训练可以帮助患者提高视觉感知、注意力和记忆等方面的能力，从而改善视力状况。具体训练方法包括以下几种。

1）视觉感知训练：通过识别和区分不同颜色、形状、大小和方向的物体，提高患者的视觉感知能力。

2）视觉注意力训练：通过在多个物体中寻找特定目标、快速切换注意力等练习，提高患者的视觉注意力。

3）视觉记忆训练：通过识别和记忆图像、数字等资料，提高患者的视觉记忆能力。

（2）物理治疗：可以减轻眼部炎症和水肿，改善眼部血液循环，促进视神经的恢复。常用的物理治疗方法包括以下几种。

1）激光治疗：激光可以刺激眼部血液循环，减轻炎症和水肿，促进视神经的恢复。

2）超声波治疗：超声波可以震动眼部组织，促进血液循环和代谢，减轻炎症和水肿。

3）冷敷和热敷：冷敷可以减轻眼部肿胀和疼痛，热敷可以促进眼部血液循环和代谢。

（3）手术治疗：对于严重的眼部病变，如视网膜脱离、眼球突出等，可能需要进行手术治疗。手术方式根据病情而定，可以是眼球矫正术、视网膜复位术等。手术治疗可以改善眼部结构和功能，提高视力水平。

（4）药物治疗：可以使用药物治疗，如激素类药物、免疫抑制剂等，以减轻眼部炎症和水肿，改善眼部血液循环，促进视神经的恢复。同时，也可以使用神经营养药物来促进视神经的恢复。

（5）营养支持：注重饮食营养均衡，多吃富含维生素 A、维生素 C、维生素 E 和 ω-3 脂肪酸的食物，以促进眼睛健康。同时，要保持足够的水分摄入，以减轻眼部干燥和不适感。

（6）心理支持：眼部病变可能会影响患者的心理状态，因此需要进行心理支持。心理支持可以帮助患者调整心态、增强信心、积极面对疾病。心理支持可以通过心理咨询、心理治疗等方式进行。

（7）定期随访：患者需要定期到医院进行随访检查，以便及时发现并处理任何新的眼部病变或病情变化。医生会根据患者的具体情况调整治疗方案，以获得更好的康复效果。

针对 TSC 眼部病变患者的康复策略需要综合考虑患者的具体情况制订个性化的康复计划。视力训练、物理治疗、手术治疗、药物治疗、营养支持、心理支持和定期随访等多种方法相结合，可以帮助患者改善眼部症状、提高视力水平并促进整体的康复进程。

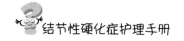
第4节 视网膜病变潜在并发症的识别与护理

1.潜在并发症的识别

TSC是一种遗传性疾病，可影响身体多个器官，包括眼睛。在眼睛中，TSC主要通过形成视网膜星形细胞瘤来表现，这是一种通常位于视网膜上的良性肿瘤。尽管这些瘤体本身通常是良性的，但它们可能导致一系列潜在的并发症，影响视力和眼睛健康。以下是一些主要的潜在并发症。

（1）视力减退：视网膜星形细胞瘤可能导致视力逐渐减退，特别是当瘤体位于视网膜中心或影响到视网膜中心（黄斑）时。

（2）视网膜脱离：在一些情况下，视网膜星形细胞瘤可能导致视网膜脱离，这是一个需要紧急治疗的严重情况，因为它可能导致永久性视力丧失。

（3）出血：瘤体内部或其周围的血管可能破裂，导致视网膜或玻璃体积血，这也可能影响视力。

（4）新生血管：在一些瘤体周围可能形成新的血管（新生血管），这些新生血管往往比正常血管更脆弱，容易破裂出血。

（5）炎症：视网膜星形细胞瘤可能引起眼内炎症，导致视物模糊或其他视觉问题。

（6）青光眼：在罕见的情况下，视网膜星形细胞瘤可能导致眼压升高，从而引发青光眼，这是一个可能导致永久性视力损失的病状。

2. 预防并发症的方法

（1）定期眼科检查：TSC 患者应该定期进行眼科检查，以便及时发现并治疗视网膜病变。眼科医生可以评估视网膜的形态和功能，以及黄斑病变的情况。

（2）避免剧烈运动：剧烈运动可能会导致视网膜脱离，因此 TSC 患者应该避免剧烈运动或高强度的锻炼。

（3）保持眼部卫生：保持眼部卫生可以预防感染和其他眼部问题。TSC 患者应该注意不要用手触摸眼睛，尤其是在没有洗手的情况下。

（4）饮食调整：均衡饮食对于保持眼部健康也很重要。建议 TSC 患者保持健康的饮食习惯，包括富含维生素 A 和 C 的食物，如胡萝卜、菠菜和柑橘类水果。

（5）避免长时间暴露于阳光下：长时间暴露于阳光下可能会对视网膜造成损害，因此 TSC 患者应该尽量避免长时间暴露于阳光下，使用防晒霜和戴太阳镜等措施来保护眼睛。

（6）遗传咨询：如果家族中有 TSC 患者，其他家庭成员也应该进行遗传咨询，了解自己患病的风险。

（7）药物治疗：在医生的指导下，TSC 患者可能需要使用药物治疗来预防视网膜病变的并发症。

（8）戒烟限酒：吸烟和饮酒都可能对视网膜健康造成负面影响。因此，TSC 患者应该尽量戒烟限酒，以维护眼部健康。

（9）控制血压和血糖：高血压和高血糖都可能增加视网膜病变的风险。TSC 患者应该定期监测血压和血糖水平，并听从医生的建议进行控制。

（10）睡眠充足：充足的睡眠对于眼部健康也非常重要。TSC 患者应该保持充足的睡眠时间，以减轻眼部疲劳和预防视网膜病变。

（11）避免长时间使用电子设备：长时间使用电子设备，如电脑、手机等，可能会对视网膜造成损害。TSC 患者应该避免长时间使用这些设备，并定期进行眼部休息。

（12）使用合适的眼镜或隐形眼镜：如果需要配戴眼镜或隐形眼镜，TSC 患者应该选择适合自己眼睛状况的镜片，并听从医生的建议进行配戴和清洁。

（13）加强眼部保护：在进行某些高风险活动，如运动、实验室工作等时，TSC 患者应该加强眼部保护，如戴防护眼镜等，以避免意外伤害导致视网膜病变。

此外，TSC 患者还应该注意自己的身体状况和任何眼部不适的症状，及时向医生报告并接受检查和治疗。通过采取上述措施，可以有效地预防视网膜病变的潜在并发症，保护眼睛健康。

3. 潜在并发症发生后的护理

（1）及时就医：如果出现视力下降、眼球突出、斜视等眼部病变症状，应及时就医。医生会根据患者的具体情况采取相应的检查和治疗措施。

（2）休息和放松：避免过度使用眼睛，保持充足的休息和放松。这有助于减轻眼部疲劳和不适。

（3）保持眼部清洁：眼部病变可能导致感染的风险增加，因此应保持眼部清洁，避免用手揉眼睛。

（4）避免强光刺激：强光可能会刺激眼部病变，加重症状。因此，应避免长时间暴露在强光下，如户外活动时戴遮阳帽或太阳镜。

（5）遵医嘱用药：如果医生开具了药物治疗，应遵医嘱使用。这有助于控制眼部病变的症状和防止并发症的发生。

（6）定期复查：眼部病变需要定期进行复查，以便及时发现和治疗任何新的病变或并发症。

（7）冷敷或热敷：根据医生建议，可以使用冷敷或热敷来缓解眼部不适和肿胀。但需要注意的是，不要过度使用，以免加重症状。

（8）使用眼药水：根据医生建议，可以使用眼药水来缓解眼部不适和炎症。但需要注意的是，不要随意使用非处方眼药水，以免引起过敏或药物相互作用。

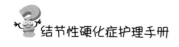

（9）戴眼镜或遮阳帽：如果眼部病变导致视力下降或畏光症状，可以戴眼镜或遮阳帽来减轻症状。但需要注意的是，这些措施只是暂时缓解症状，不能治愈眼部病变。

TSC患者眼部病变的潜在并发症发生后，应及时就医并采取相应的治疗措施，以减轻症状并避免对眼睛造成永久性的损害。同时，定期复查和保持眼部清洁也非常重要。在日常生活中，应适当休息、保持心理健康并避免过度使用电子产品等措施来缓解眼部不适症状。

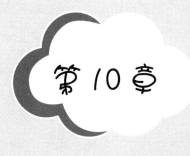

第 10 章

TSC 生命全周期管理

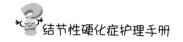
第 1 节　生命全周期的概念

　　TSC 是一种复杂的遗传性疾病，以影响多器官和系统并导致良性肿瘤生长为特征。由于其广泛的表型变异和多系统累及的特点，TSC 在临床诊断与管理中面临显著的挑战。TSC 的发生是由于 *TSC1* 或 *TSC2* 基因的突变，这种突变引发了 mTOR 信号通路的调节异常，进而导致细胞生长和分裂的失控。尽管病变多为良性，但是其对神经系统、皮肤、心脏、肾脏和肺功能的影响可能显著降低患者的生活质量。

　　生命全周期管理是对 TSC 患者进行系统化的综合护理，以覆盖患者从婴儿期、儿童期直至成年期的各个阶段。每个生长阶段患者的临床表现和需求各不相同，因此需要实施个性化的诊疗策略。管理过程包括持续的神经监测，皮肤和器官的影像学评估，以及对心理行为障碍的支持及干预。这一周期性的管理不能仅依靠个别学科的努力，而是要依托于多学科团队的协作，包括神经科、皮肤科、心脏科、肾脏科、呼吸科及心理健康专业人员。科学的生命全周期管理能提高 TSC 患者的预后，帮助他们过上更为健康和充实的生活。因此，制订适用于各个年龄阶段和临床表现的 TSC 护理策略，对于提高患者生活质量具有关键作用。

TSC 是一种影响多器官的遗传性疾病，其临床表现和病程在个体及家族中呈现显著差异，因此在各个生命阶段的全方位管理至关重要。系统化、全周期的管理策略，可以显著提升患者的生活质量和改善患者预后。

婴儿期 TSC 应重点监测癫痫发作、黑色素脱失斑及心脏横纹肌瘤，以确保及时干预。

儿童期 TSC 需集中于癫痫的管理，并对皮肤及脑部病变（如室管膜下巨细胞星形细胞瘤）进行监测，此外，还可能出现面部血管纤维瘤，需加强皮肤管理。

成人期 TSC 的管理需关注肾脏、肺部并发症及甲周纤维瘤的监测和治疗。家族史在疾病进展中的关键作用不可忽视，尤其是当父母为轻度受累或携带 TSC1/TSC2 基因变异时，全面的家族健康筛查和管理显得尤为重要。

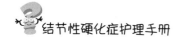

第 2 节　婴儿期 TSC 的管理

1. 婴儿期 TSC 的表现与识别

婴儿期 TSC 的主要表现为癫痫发作、黑色素脱失斑和心脏横纹肌瘤。

癫痫发作是婴儿期 TSC 最常见的症状之一，发生于大部分病例中，尤其是婴儿痉挛这种特殊类型的癫痫发作。许多婴儿在出现明显的癫痫症状之前就已经因为其他症状前往医院就诊，这表明越来越多的家长在早期阶段就对潜在的问题保持高度的警觉。

黑色素脱失斑是婴儿期 TSC 常见的皮肤表现之一，这种斑块由于色素的缺失而在皮肤上形成明显的白色斑点。

心脏横纹肌瘤作为 TSC 常见表现之一，通常通过产前超声检查进行检测，这种检查手段在胎儿期就能发现心脏上的肿瘤。

在诊断方面，婴儿通常在出生后数月内被发现上述这些症状，这促使患儿家长在早期阶段就带孩子去医院进行检查和诊断。早期识别和诊断这些表现对于及时干预和有效管理 TSC 的进程至关重要，因为它可以帮助医生制订更有效的治疗计划，以减轻症状并改善患儿的生活质量。因此，家长和医疗专业人员需要对这些症状保持警觉，以便在最早的阶段采取适当的措施进行治疗和管理。

2. 婴儿期 TSC 的管理

对于新手父母来说，了解如何有效管理这些症状对孩子的健康发展十分重要。

癫痫是婴儿期 TSC 最常见且具有挑战性的症状之一，它以婴儿痉挛的形式表现，对孩子的大脑发育有重大影响。家长应学习识别癫痫发作的迹象，如突然的肌张力变化、异常的眼动或短暂的意识丧失，并记录发作的细节（时间、持续时间、特征等），这对医疗团队的评估和治疗调整非常有帮助。家长要学习癫痫发作急救措施，比如保持冷静、不强行约束孩子、确保其周围环境安全、确保孩子的呼吸道通畅、尽量让其侧卧以防呕吐物引发窒息。在医生的指导下，使用指定的抗癫痫药物是控制发作的关键，而定期随访可以帮助医生根据孩子的反应调整用药剂量，以使疗效最大化并将不良反应降到最低。

黑色素脱失斑（表现为白色斑块）是最早且容易被家长发现的症状，家长应定期检查婴儿的皮肤以识别这些斑块，了解其变化有助于对全病程的监控。婴儿的皮肤较为敏感，尤其是在阳光下，因此，应使用婴儿专用的温和防晒霜以保护皮肤，同时保持皮肤的清洁和滋润，使用适合婴儿的护肤品。如果黑色素脱失斑出现显著变化或伴随其他不明症状，应及时咨询皮肤科医生，以获取专业的皮肤护理建议并帮助监测 TSC 的

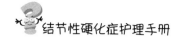

进展。

心脏横纹肌瘤是婴儿期 TSC 的一大标志，虽然多数病例都不会立即出现健康问题，但需要定期监测，所以应安排定期的心脏超声检查，医生可通过这些影像监测肌瘤的大小和位置。在许多情况下，心脏横纹肌瘤会在孩子长大后自然缩小，但监控是预防潜在问题的重要措施。家长应密切观察孩子的呼吸状况、面色和活动力，识别可能与心脏健康相关的变化，若发现呼吸急促、疲倦无力或嘴唇发青等症状，应及时就医评估。如果心脏横纹肌瘤导致显著的症状或健康风险，心脏科专家可能会讨论进一步的治疗方案，如药物治疗甚至手术干预。

TSC 的管理不仅局限于直接的医学治疗，还包括对家长的教育和多学科的专业支持。①了解关于 TSC 的详细信息：症状、管理策略、长期预后等，对帮助家长做好心理准备和提升家长的应对能力至关重要。②阅读相关书籍、参加课程或网上研讨会可以丰富家长的知识储备；加入 TSC 的家长支持小组或协会，以便分享经验和获取情感支持，与其他家庭交流可以让家长获得实际操作上的建议，并减少孤独感。③与儿科、神经科、皮肤科和心脏科的医生保持沟通，确保每项健康变化都处于专业的监控下并妥善处理；如有可能，家长可以"组建"一个专注于 TSC 管理的专业团队，定期评估孩子的发展和健康需求。

孩子们的成长各不相同，TSC 的表现和影响也会有所不同。家长在关注短期管理的同时，也应留意长期发展，定期进行全面的发育评估，包括运动、语言和社会技能，以观测孩子在各方面的成长。如果发现发育延迟或异常，尽早进行干预，如进行物理治疗或语言治疗，可以大大改善孩子的能力发展。随着年龄增长，心理和行为健康对于 TSC 儿童尤为重要。家长和护理团队应关注孩子的情绪、行为和自我表达。在必要时，寻求行为治疗或心理辅导专业人士的支持，帮助孩子应对潜在的焦虑或行为挑战。家长通过了解和掌握这些专业知识并在日常生活中加以应用，可以为患有 TSC 的婴儿提供最全面和悉心的照顾，可以提升耐心和信心面对挑战，并与医疗团队密切合作，确保孩子在健康、安全的环境中成长。

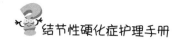

第3节　儿童期 TSC 的管理

1. 儿童期 TSC 的主要表现

TSC 是一种复杂的多系统遗传性疾病，其主要特征是在身体的多个器官内形成良性肿瘤。这种病症可以影响神经系统、皮肤、肾脏、心脏等多个器官和系统，导致各种临床表现。特别是在儿童期，这是症状初次出现并显著发展的关键阶段，癫痫发作和皮肤症状则是此阶段最为突出的特征。

儿童期 TSC 的特征主要表现之一为癫痫发作，这是该疾病在这一阶段最为显著的症状之一。癫痫的表现可以多种多样，包括突发性的意识丧失、身体抽搐及不明原因的行为改变。许多患有 TSC 的儿童会经历癫痫发作，这可能是他们首次就诊的原因。

皮肤症状也是儿童期 TSC 的重要特征之一，具体表现为黑色素脱失斑和前额斑块，这些皮肤症状通常在儿童期开始显现，并可能在青春期变得更加明显。此外，其他皮肤症状，如面部的血管纤维瘤，也可为诊断提供重要的依据。

脑部的室管膜下巨细胞星形细胞瘤是另一种在 TSC 患儿中可能出现的病变，这种病变通常在儿童期开始出现，并在青少年时期趋于稳定。

家族史是诊断 TSC 的一个重要线索，许多患儿都有家族成员曾患有该病。大多数儿童是由于新发的癫痫发作或既往的癫痫发作前来就诊，同时皮肤病学特征也是促使他们就医的重要原因之一。这一切都表明，TSC 在儿童期有着复杂而多样的表现，需要家长和医生密切关注。

2. 儿童期 TSC 的管理

儿童期 TSC 的管理尤为重要，下面将详细探索各方面的策略，帮助家长以专业但易于操作的方式更好地应对这种疾病，以支持儿童的健康成长。

及时识别和诊断是儿童期 TSC 管理的首要步骤。家长应密切注意孩子是否出现癫痫发作的迹象，癫痫通常是 TSC 最早出现的症状之一。此外，皮肤症状如黑色素脱失斑和前额上的斑块也是早期诊断的重要标志，这些变化最初在患儿的皮肤上可能并不明显，但随着时间的推移，可能会变得越来越明显。

若家长发现这些异常症状，应该尽快就医进行彻底的医学检查，包括基因检测和脑部影像学检查，以帮助明确诊断并详细评估病变的严重程度和影响范围。这样可以在早期阶段确诊疾病，制订个性化的管理和治疗计划，通过早期干预和专业护理，许多患儿可以避免症状的恶化。此时，医生还可能会建议定期进行各种检测，以便可靠地监控疾病的进展，如脑电图用于监测神经系统活动的改变。在此过程中，家长应与医生

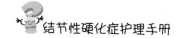

保持良好的沟通，以便对症状的变化做出及时响应和调整治疗策略。

（1）癫痫的管理。癫痫是 TSC 管理的核心问题之一，因为它对儿童的生活质量有非常显著的影响，而有效控制癫痫发作可以极大改善患儿的日常生活质量。医生通常根据癫痫发作的类型、频率和严重程度来决定用药方案。对于一些患儿，可能需要多种药物联合使用才能达到理想的控制水平。而对于药物无法有效控制的顽固性癫痫，可能需要考虑其他治疗方案，如手术治疗（迷走神经刺激术或癫痫灶切除术等），这些操作旨在减轻癫痫发作的严重程度和降低发作的频率。此外，生酮饮食疗法——一种高脂肪、低碳水化合物的特殊饮食方法，对某些癫痫类型也显示出有效的发作控制效果。医生会详细评估每位患儿的具体情况，以便推荐最合适的治疗方案。这一过程通常需要耐心和试错，因为每个孩子对治疗的反应可能不同。家长在治疗过程中需要与医生保持密切合作，做好详细记录，观察孩子在药物使用后的反应及变化，以便供医生决策参考。

（2）皮肤病变的管理。仅次于神经系统症状的皮肤病变也是 TSC 的显著特征之一。最常见的皮肤表现为黑色素脱失斑，这些白色的斑点通常在出生后不久即出现，随着孩子的成长而更明显；前额斑块的出现则可能影响面容；而面部的血管纤维瘤则是另一种典型症状。大多数情况下，这些皮肤病变不会对身体健康造成重大影响，因此不需要立即治疗。然而，家长应定期安排孩子到皮肤科检查，以密切观察皮损的变化和发展。若皮肤病变影响到外貌或者出现其他医学指征，则可以考虑激光治疗或外科手术进行移除或改善。例如，激光治疗可以帮助降低血管纤维瘤的可见性，从而提升孩子的自信心和生活质量。在此过程中，家长应与皮肤科医生保持良好的交流，了解不同处理方法的风险和益处，以便为孩子选择最合适、安全的治疗方式。

（3）多学科综合管理。有效管理 TSC 需要多个专业领域的医疗专家参与，包括神经科医生、皮肤科医生、心理医生及教育专家等，每名专家可在不同方面为同一个目标——孩子的健康成长贡献自己的专业知识。神经科医生专注于癫痫及其他神经系统问题的管理；皮肤科医生则负责管理和处理各种皮肤相关病变；在心理与教育领域，心理医生和教育专家则帮助解决可能影响孩子认知及行为发展的困难。这就要求家长积极与专家团队互动，确保在不同时期给予孩子最全面的支持。家长可以为团队提供有关孩子健康状况、症状变化的第一手资料，以便医疗专家据此调整治疗方案，满足孩子的多方面需求。此外，保持与学校和老师的沟通也十分重要，家长可以告知老师孩子的疾病相关信息，帮助他们了解和支持孩子的特殊需求。

（4）心理及教育支持。心理及教育支持是 TSC 管理中的重要一环，尤其在 TSC 可能影响孩子的行为、认知及社交能力时。家长应密切关注孩子的学习与社交能力，及时识别出现的困难迹象。通过实施早期干预计划，利用特殊教育、行为疗法及心理支持机制，可以大幅度提升孩子在学校生活中的适应能力和社交能力。家长应定期与班主任及教育专家交流，与学校保持紧密联系，确保未来的教育计划充满灵活性和适应性，更好地支持孩子的学习与发展。通过和教育工作者的合作，家长可以确保孩子在课堂上获得必要的支持，并能提升孩子的适应能力，这种积极的家庭—学校互动对减轻学习障碍可能带来的压力和焦虑至关重要。家长还可以鼓励孩子参与课外活动，帮助孩子排解压力和焦虑情绪，发展他们的各种兴趣和社交技能。

（5）长期的耐心的管理。管理儿童期 TSC 是一个需要耐心和恒心的长期过程。

1）家长需要严肃对待定期的随访和健康检查，因为 TSC 的症状和体征在孩子不同的成长阶段可能会有变化。通常，定期的医学检查包括脑部影像学检查，如 MRI 或 CT 扫描，以检测脑内病变情况；还包括心脏超声（用于评估心脏状况）以及肾脏检查等，以便识别任何可能的问题。医生一般会根据孩子的健康记录与表现调整诊疗计划。通过这种方式，能及早识别更多潜在的并发症，减少不必要的健康风险，并确保早期干预和治疗。

2）家长需要与医生持续合作，一起制订个性化的长期健康管理计划，定期更新会诊记录，为下次随访提供参考。对于家长来说，理解和掌握有关 TSC 的全面知识至关重要，这不仅能帮助他们与医生团队更好地沟通，还能让他们支持孩子更好地面对挑战。

3）参加与 TSC 有关的教育项目和支持小组能为家长提供深入了解疾病的机会，提供分享经验的平台。从其他有类似经历的家庭中获得经验与支持，可以指引患儿家长应对紧急情况及日常生活中遇到的各种问题。

4）家长还应学习实施一些紧急预案措施，尤其是如何在癫痫发作时保持镇定并采取正确步骤进行安全处理。通过这些学习和积累，家长可以提供无微不至的照顾和指导。

5）在日常生活管理中，家长应为孩子创建一个安全、支持性的成长环境，努力帮助孩子保持规律的作息、充足的睡眠和健康饮食。这些因素都能帮助孩子减少癫痫发作的频率和降低发作的严重程度。

6）此外，家庭成员之间的相互支持和理解对于孩子的健康成长也极为重要。家长可以通过安排家庭活动和培养共同的兴趣爱好来增强家庭凝聚力，营造富有支持力的家庭氛围。在大家庭环境中，营造一个相互合作和理解的文化氛围，使家族成员都感受到支持，能够使孩子在疾病的情况下依然保持心理健康，帮助孩子以乐观的态度面对成长中的挑战。

7）伴随着医学科学的快速进展，TSC 的治疗方法也在持续更新。家长应密切关注相关的康复研究与新兴治疗方法，了解当前和未来潜在的新疗法。家长与医师合作讨论新疗法的适用性非常重要，需考虑各种因素，包括孩子的具体健康状况和用药反应。家长通过了解最前沿的研究态势，能够做出关于治疗选择的明智决定，为孩子提供更安全、有效的治疗方案，这也是重塑未来健康道路的重要策略。

　　儿童期 TSC 的全面管理需要以系统化、持续性的方式针对不同需求进行。这要求早期识别相关症状，积极管理癫痫，通过定期监控皮肤与其他重要病变，依靠多学科团队进行协同工作，提供综合、有效的管理。家长在整个过程中扮演着重要的支持与推进角色，护理知识的不断积累和耐心、细心的持续支持，才能确保孩子在未来的生活中有更好的生活质量和发展机会。如果有任何困惑或需要进一步的信息，建议向专业医疗团队咨询并进行交流。

第 4 节 成人期 TSC 的管理

1. 成人期 TSC 的表现

成人期 TSC 通常会在进入成年阶段后首次显现出严重症状。这些症状往往涉及多个器官和系统，不仅仅局限于一种表现，而是表现出多种不同的病理特征，包括但不限于肾血管平滑肌脂肪瘤（AML）、甲周纤维瘤及淋巴管平滑肌瘤病（LAM）等问题。这些症状可能会严重影响患者的生活质量，因此需要高度重视。

AML 是一种由血管、平滑肌和脂肪组成的良性肿瘤，主要影响肾脏，可能导致严重的并发症，如肾出血或肾功能不全。因此，对于 AML 的监测至关重要，尤其是当肿瘤较大时，可能需要进行介入治疗以防止潜在的危害。

甲周纤维瘤是另一种常见的表现，通常出现在手指和脚趾的周围。虽然这些纤维瘤通常无痛，但它们可能会影响患者的外观和指甲的正常生长。在某些情况下，尤其是当纤维瘤影响美观或功能时，可能需要通过手术进行治疗。

LAM 是一种进行性肺部疾病，患者需要定期监控肺功能，并制订个性化的治疗计划以应对疾病的进展。

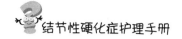

2. 成人期 TSC 的诊断

在某些情况下，TSC 的确诊顺序还可能颠倒：即先在较年轻的家庭成员——如儿童中确诊这一病症，而后在家族病史的深入追溯中逐渐发现其父母同样患有此病。这种情况尤其容易发生在父母仅有较轻症状，并且存在 *TSC1* 或 *TSC2* 基因致病性变异的嵌合体的家庭中。这就某种程度上赋予基因测试和家族病史调查以重要地位。为了更深入地理解这种成人期确诊模式，一项回顾性研究分析了 23 例在成人阶段才被确诊为 TSC 的患者个案。研究结果明确显示，其中大部分患者是在他们的家庭成员，特别是年轻一代的成员最近被确诊患有 TSC 之后，由于家族病史的揭露或者获得了疾病的相关知识，才意识到自身存在罹患疾病的可能性。进而主动前往医疗机构进行检测而确诊的。这些病例非常直观地揭示了遗传性疾病在家族传递中的复杂性与延迟性，提示需要在医疗实践中对家族病史给予更高度的重视。这种方式不仅提高了对潜在患者的识别率，降低了误诊和漏诊的发生率，同时也为后续的长期健康监控提供了可靠的科学依据和指导方针。通过这些努力，可以更好地管理和控制疾病的多代影响，确保更广泛的家族成员在知情的情况下进行精准检测和早期干预。

3. 成人期 TSC 的管理

成功管理 TSC 需要多学科团队的密切合作，包括神经科、肾脏科、皮肤科等多个科室和领域的专家。每一个科室和领域的专家都在患者的整体健康管理中扮演着重要角色，从而确保所有可能出现的健康问题都能得到及时的识别和处理。

（1）详细的监测计划是管理 TSC 的核心，必须包含影像学检查、功能测试等多种健康评估手段，以便对病变进行全面的监控。

（2）对于存在肾脏问题的患者，超声和 MRI 等影像技术可以帮助监测 AML 的变化，必要时可结合药物干预以控制肿瘤的生长。

（3）皮肤问题则可以通过激光等美容技术进行处理，以改善患者的外观和心理状态。

（4）在神经系统症状方面的管理，需要通过脑电图监测和药物治疗来控制癫痫发作，从而提高患者的生活质量。

（5）对于 LAM 患者，呼吸功能的监测尤为重要，可能需要使用靶向药物治疗，甚至在严重情况下需要进行肺移植。

（6）在心理支持方面，TSC 患者常面临焦虑和抑郁等心理挑战，因此专业的心理咨询服务显得尤为重要。建立社交支持网络也是患者及其家属应对疾病的重要策略。通过参与 TSC 支持小组或在线社区，患者和家属可以分享经验，获取情感支持和实用建议，从而增强应对疾病的信心和能力。

（7）生活方式的调整也是管理 TSC 的重要组成部分。健康的饮食习惯、适量的运动及戒烟限酒等措施有助于控制病情，提高身体的整体健康水平。成人期 TSC 的管理不仅限于控制症状，还包括通过调整生活方式和提供心理支持来提升患者的整体生活质量。无论是通过有效的健康检查和治疗方案，还是通过心理和社会支持，都将为患者的长期健康奠定坚实的基础。

（8）定期的健康检查和与医疗团队的良好沟通对于早期发现疾病变化至关重要。认识症状的多样性可以帮助患者和家属针对性地管理疾病，而重视专业支持则能够确保患者获得全面的护理和治疗。

（9）通过理解疾病的长期影响，患者及其家属可以更好地规划未来的生活，制订合理的健康管理计划，做好预先安排，从而提升对未来的掌控和信心。对于家长和患者而言，了解TSC及其潜在影响十分关键。通过了解家族遗传背景和进行基因检测，患者可以更好地为未来的健康决策做好准备。

通过多学科团队、家庭及社区的共同努力，患者能够更好地应对TSC带来的复杂挑战。采取综合策略，成人期TSC患者可以及时调整状态，保持积极的生活态度。理解和应用这些措施，使得患者及其家庭在面对TSC时充满信心，积极生活，从而提高整体生活品质。这种全面支持和精细管理将使TSC患者有可能在充实和健康的生活状态中迎接未来。

4. 成人期TSC患者的就业支持

对于成人期TSC患者来说，就业面临的挑战是多方面的，主要涉及管理和应对健康问题、智力残疾及社会偏见。这些挑战需要进行深入的分析和全面的应对，才能帮助这些患者成功融入职场。

（1）TSC 患者通常会面临多种健康问题，这些问题可能会对他们的工作能力和稳定性产生影响。为了应对这一挑战，个性化的职业支持和康复计划尤为重要，尤其是对于那些智力残疾的患者而言。每位患者的情况都不同，因此他们需要特别的支持体系，以便在适合的工作环境中充分发挥潜能和才能。在工作场所，必须进行一定的调整和优化，以确保提供一个安全、给予支持且具有结构化特征的环境。这样的工作环境可以帮助患者更好地履行工作职责，并有效提升他们的工作表现。

（2）社会和雇主对于智力残疾的理解通常不足，这种缺乏理解的情况常常导致不同程度的偏见。这种偏见不仅会减少患者的就业机会，也会妨碍他们在职场中取得成功。因此，教育公众和企业雇主，提高他们对智力残疾的认识是至关重要的。这不仅需要通过教育活动来实现，还需要通过有效的政策推动来改善现状，以逐步消除这种顽固的社会偏见。

（3）公共政策的支持对于应对 TSC 患者面临的就业挑战至关重要，只有通过制定和实施有效的政策，才能为这些患者提供实质性的帮助和就业机会。

（4）社会企业的发展也起到了积极的作用，这些社会组织的努力，为 TSC 患者创造了更多可供他们选择和发展的就业机会，帮助他们在经济上和心理上实现自立和自尊。通过这些努力，不仅可以帮助 TSC 患者（特别是智力残疾患者）克服就业障碍，还能使他们在职场找到合适的定位，实现职业目标和社会融入。这种成功转变对患者和整个社会都有深远意义，社会的接纳也能帮助患者展现自我价值，达成人生目标。

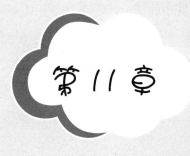

第 11 章

TSC 紧急情况处理

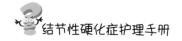
第 1 节　常见紧急状况及处置

TSC 是一种复杂的遗传性疾病，可影响多个器官和系统，并导致急性并发症，严重影响患者健康和生活质量。因此，及时有效的紧急处理至关重要，不仅能降低风险，还能显著改善预后，提高患者的生活质量、保障患者安全。了解 TSC 紧急情况的处理方法，有助于患者和医疗团队更好地应对潜在健康威胁。

1. 紧急情况识别

在管理 TSC 患者的过程中，识别紧急情况是医疗处理的关键之一，因为这直接关系到患者的生存情况和治疗的成功与否。

癫痫发作是 TSC 患者中最常见的神经症状之一。患者在其一生中可能会经历多次癫痫发作，特别是癫痫持续状态（指的是发作持续时间超过 5 分钟），无论进行何种尝试都无法自行缓解，此时需要迅速进行医疗干预，以防止患者出现更严重的神经损害或其他并发症。

心脏横纹肌瘤是 TSC 患者可能面临的另一个严重健康问题，这种病变可能引发心动过缓或心律不齐，导致患者感到剧烈的胸痛、呼吸困难或突然晕厥。这些症状提示心脏存在潜在的严重风险，需要立即进行处理，以避免更严重的情况出现，如猝死。

同样，肾脏问题也是 TSC 相关健康风险的一个重要方面，患者可能出现肾血管平滑肌脂肪瘤，如果破裂，可能导致急性疼痛、严重的内部出血和血尿。因此，TSC 照护者需要迅速识别这些肾脏急症，在必要时患者需要进行紧急影像学检查，甚至外科手术，以应对和缓解病情。

此外，肺部的急性并发症也不能忽视，特别是在患者罹患 LAM 时。这些病变可能会引发肺出血或大面积损伤，导致患者出现急性呼吸困难和胸痛。这种情况极其危险，可能危及生命，必须立即请医生进行医学评估，并迅速采取适当的干预措施，以确保患者的呼吸道安全并防止出现生命危险。因此，医疗团队在处理 TSC 患者的紧急情况时，务必保持高度警觉和快速反应，因为上述问题的及时识别和处理对于保护患者的健康和生命安全极其重要。

2. 紧急情况急救措施

为了有效地管理 TSC 的紧急状态，需深入了解这种疾病的潜在病理机制，并采取一系列适当的急救措施。

对于癫痫发作，至关重要的是要迅速为患者提供一个安全的环境，以避免患者在发作过程中跌倒或受伤。将患者置于侧卧位是一个有用的初步措施，因为这可以防止误吸。接下来，使用有效的紧急抗癫痫药物，如苯二氮䓬类药物，可以帮助患者快速控制症状。如果癫痫症状持续而未能缓解，必须立即将患者送往急诊室，以便接受进一步的医疗评估和处理。

对于心脏事件，重点在于立即监测患者的关键生命体征，包括心率、血压和血氧饱和度，这种监测可以帮助识别潜在的严重问题。在必要时，需要为患者提供氧气支持，如使用氧气面罩来增加氧气供应，以确保心脏和大脑获得足够的氧气。此外，实施心肺复苏术可能是必要的急救措施，特别是在心脏活动受到严重影响时。进行详细的心电图检查是医疗评估的重要组成部分，它可以评估心脏的电活动，之后依据检查结果，可能需要采取药物治疗或介入操作，比如使用电复律以恢复正常心律。

针对肾脏问题，则需迅速实施止血和防止休克的策略。面对出血风险，迅速止血是防止患者状态恶化的关键，这常常需要实施一系列的紧急措施。此外，可能需要通过 CT 或超声等影像学检查来评估出血及损伤的程度，以指导后续的治疗步骤。根据影像结果，可能需要进行外科手术，以修复损伤和止血，确保肾脏功能的稳定。

对于呼吸系统的异常反应，保持气道的通畅是处理呼吸危机的核心措施。迅速改善血氧饱和度至关重要，这通常通过氧疗来实现，在患者出现呼吸困难或氧气摄入不足时尤其重要。在出现气胸或严重肺损伤的情况下，急诊医疗干预可能需要进行胸腔引流，此操作能够有效解除胸腔内压力并恢复正常呼吸。此外，某些情况下可能需要进一步的外科干预，以根据损伤情况制订更为详细的治疗方案，迅速解决患者的呼吸危机并防止进一步的健康威胁。

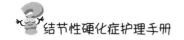

第 2 节　家庭应急预案

在 TSC 患者面临的紧急状况中，家庭成员和护理人员发挥着关键作用，因为他们的支持和及时反应可以显著影响患者的健康结果。在这方面，识别和反应能力的培训极为重要。家庭成员和护理人员需要接受系统培训，以熟悉 TSC 可能出现的症状和紧急表现。例如，了解如何识别癫痫发作或呼吸困难，以及采取哪些初步措施可以稳定病情或减轻症状。通过这样的培训，家庭成员不仅能够自信地判断何时需要提供基本急救，还能意识到何时患者情况超出他们的处理能力，需要迅速联系专业医疗团队以获取进一步支持。

此外，维护一份更新的紧急联系清单对于在突发状况中寻求援助是至关重要的，这份清单应包含患者主要治疗医生的联系信息、就近医疗机构的急诊电话号码及任何其他相关的急救服务联络方式。及时更新这些信息可以确保家庭成员在紧急时刻不会手足无措，能够高效地联系到所需的医疗资源。

同时，药物管理同样是家庭护理的一项重要任务，家庭成员应确保家中有足够的急救药物储备，这包括医生为患者开具的抗癫痫药物或其他紧急药物。更重要的是，家庭成员要非常熟悉这些药物的使用方法，知道每种药物的剂量和给药时间，以及什么情况下应该使用。如果可能，最好有多名家庭成员掌握这些知识，以确保在某个家属无法提供帮助的情况下仍有其他家属可以合理应对。通过这样的准备，家庭在面对 TSC 相关紧急情况时，可以更有底气，更加迅速和有效地做出反应，保障患者的安全和健康。

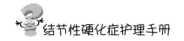

第 3 节　长期管理与随访支持

在处理完紧急事件后，进行详细的随访和持续的健康管理是防止相似并发症再次发生的核心策略之一。这一过程首先需要对每一次急性事件的原因进行彻底的分析，了解引发急性状况的诱因和相关因素是实施有效预防措施的基础，只有对过去事件进行仔细反思与评估，才能够调整和优化长期的健康管理策略，从而尽量避免同类事件的复发。

同时，定期的健康检查和向专业医生进行医疗咨询是必不可少的。这不仅包括常规的身体检查，还需要根据个人的健康记录及先前急性事件的经验来进行个性化的评估。通过这样的定期随访，可以在早期识别潜在的健康问题，并在问题发展成急性事件之前进行有效的干预。这种预防性干预能够在很大程度上减轻或避免病情恶化，为患者及其家庭带来更好的健康预期和生活质量。

健康管理计划也必须基于患者的特殊需求进行调整，这意味着要对患者的治疗方案进行定期的审视和更新，确保所用药物或其他治疗选择与其不断变化的健康状况相符。除此之外，还需保证患者的日常生活方式能够与这些调整互相兼容。若必要，患者应在饮食、运动和心理健康等多个方面做出合适的改变，以便更好地适应和维持调整后的健康计划。

通过这些细致和持续的管理手段，患者才得以长期有效地管理和优化自身的健康情况，降低并发症复发的风险。

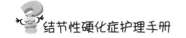

第 4 节　医疗团队合作

在管理 TSC 紧急情况时，高效的处置离不开多学科团队间的密切合作。这种合作确保了来自不同医学领域的专家可以一同制订全面的治疗策略并有效执行。

神经科医生在团队中充当着关键的角色，他们不仅负责癫痫发作的急性管理，还需为每位患者制订个性化的长期控制措施，旨在降低癫痫的发生率和严重性。

心脏科医生需要参与到患者的整体护理中，专注于处理任何与心脏相关的症状，并承担定期随访的任务，以监测心脏健康并及时调整治疗方案。

与此同时，肾病与泌尿外科专家则负责评估各种肾脏急症，根据病情的紧急程度提供相应的治疗方案，这可能包括药物治疗或必要的手术介入。

在处理患者的呼吸系统问题时，呼吸科与胸外科医护人员的作用不可或缺，他们通过运用专业技能，对各种呼吸紧急状况进行快速和专业的干预，确保患者能够得到有效的呼吸支持和治疗。

通过这样的多方协作，团队能够提供综合和深入的护理，提高患者在面对 TSC 紧急情况时的预后和生活质量。

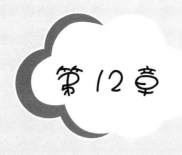

第12章

TSC 患者与家庭教育

第1节　TSC 教育材料的开发与运用

在管理 TSC 方面，专业医疗支持和患者及其家庭的积极参与，以及患者的自我管理是至关重要的。这种综合的管理模式能帮助患者更有效地应对疾病，同时也使得家庭能更好地支持患者的健康管理。因此，提供针对性的教育资源和自我管理培训被认为是实现理想健康结果不可或缺的关键步骤。

教育材料的设计旨在帮助患者及其家庭全方位地了解 TSC，这不仅包括疾病的基本特征，还涵盖应对和管理疾病过程中的重要策略。

教育材料需要向受众提供关于病症的深度解析，帮助患者及其家庭识别和应对可能出现的并发症，以及在紧急情况下可采取的有效处理方案。为达到这一目的，理想的教育材料应该采取多种呈现形式，包括文本、图表、视频和音频等多媒体资源。通过这些丰富的媒介形式，人们可以更好地汲取信息。

此外，材料中加入现实中的案例分析和患者故事，可以让学习教育材料的患者及其家属更直观和切身地体会到信息的价值和应用场景。同时，为了使教育材料的应用效果达到最佳，个性化和文化适应性是必须考虑的关键因素。这要求在材料开发过程中要充分意识到文化的多样性及语言的差异性，从而确保信息对各类受众都是清晰易懂的。进行语言翻译和内容的本地化调适可显著提高材料的准确性和包容性，使其在各类背景下更具相关性。材料设计的灵活性则为不同受众群体的特定需求提供了调整空间，这样的灵活性确保了即便面对的是不一样的文化背景或语言的受众，材料依然能够传递必要的信息。

有效的传播策略同样不可或缺，教育材料应通过多渠道进行分发，包括医疗机构、患者支持组织及线上平台。其中，线上平台的利用尤为重要，因为它扩展了受众的接触范围，使得材料可以在更广泛的层面传播。这些平台可能包括医院的官方网站、患者社群与论坛以及社交媒体平台等。此外，材料需要进行定期更新，以便及时反映出当前最前沿的研究成果和最新的临床实践指南，确保受众始终接收到最为准确和有用的信息。通过在线互动研讨会或网络讲座，还可以进一步提高教育效果，帮助患者及其家庭深入理解材料内容。

为确保教育计划的执行效果，一个完善的反馈机制是非常必要的。这种机制允许患者及其家庭成员在使用材料的过程中提出意见和改进建议，为材料优化提供必要的数据支持。反馈信息的收集与分析同时也服务于对教育材料的评估，帮助开发者了解其在知识传播和提升患者自我管理能力方面的实际作用。通过定期调查或面对面的交流，能够检测这些材料是否在真实的使用场景中产生了预期的帮助效果，从而持续完善和实现教育目标。

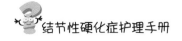

第 2 节　TSC 患者及其家庭的自我管理培训

TSC 作为一种复杂的遗传性疾病，其管理和治疗不仅局限于医疗层面的干预，还需要通过系统的自我管理培训来提高患者及其家庭对疾病的认识和管理能力。这种培训至关重要，因为它涉及多个方面的深入学习，包括对 TSC 及其症状的全面了解，学会如何在日常生活中进行症状监测与记录，确保患者能够辨识和记录疾病进展的各个阶段，从而为临床医生在诊断和治疗过程中提供可靠的数据支持。

药物管理与用药遵从性是另一个关键部分，患者及其家庭需要理解药物的正确使用方法、潜在的不良反应及如何在必要时调整剂量或用药时间。这不仅可以优化治疗效果，还能减少药物相关的不良反应。为了更好地遵从治疗方案，患者可以利用技术手段（如手机设置每日提醒）或使用药物盒，确保按时、正确地服药，并定期与医生沟通，讨论用药情况。

在应急处理能力方面，培训重点在于帮助患者及其家庭学会如何应对突发健康事件，特别是在癫痫发作或其他紧急情况下的应急处理措施。这就要求他们必须熟悉基本的急救技术，如保持患者的呼吸道通畅和安全位置，了解何时需要立即寻求专业医疗帮助。为了应对这些情况，进行实际演练是十分有效的方法，以便在真实事件中能够保持冷静和高效处理。

心理支持与行为策略在应对病症带来的长期心理影响中起着关键作用，能够帮助患者及其家庭成员通过制订积极的心理策略来应对可能出现的抑郁、焦虑等心理问题。构建良好的社会支持网络也对心理康复有帮助。加入支持小组或寻求专业心理咨询，可以在情感上给予患者及其家庭成员更大的支持力量。生活方式的调整与健康促进同样不可忽视，通过合理的饮食计划、适度的体力活动及健康的睡眠习惯，患者可以有效地提高生活质量。这些不仅有助于减少病症相关的并发症，还能整体增强患者的体力和精力，提高日常生活的舒适度。

家庭成员通过接受培训能够更加深入地参与到疾病的管理中，这不仅提升了他们的健康知识和技能，还能使他们在实际照护中分担责任，提高家庭内部的凝聚力和相互支持的力度。通过共同制订和监督健康计划，家庭成员在支持患者方面的作用无可替代。

现代技术的发展极大地促进了 TSC 管理的便利性和效率。利用健康管理应用程序、远程监控设备和在线医疗平台，患者及其家庭可以更轻松地获取健康信息和进行日常健康管理。这些技术工具的使用不仅提高了患者在家自我管理的便利性，还加强了他们与医务人员之间的沟通与合作，使 TSC 患者及其家庭可以更加从容地应对各种挑战。他们能够通过有效的自我管理和家庭合作，提升整体生活质量，获得出色的健康管理效果，使患者在面对疾病时获得更大的独立性和更好的康复结果。

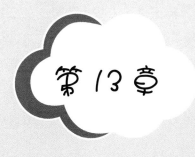

TSC 罕见病的认识

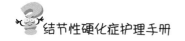

第 1 节　TSC 相关医保政策

罕见病是指发病率低、患病人数极少的疾病。2018 年 5 月，国家卫生健康委员会、科学技术部、工业和信息化部、国家药品监督管理局、国家中医药管理局五部门联合公布了第一批罕见病名录。首次以目录的形式界定了罕见病。

TSC 被列入罕见病目录第 114 条，淋巴管肌瘤病被列为目录第 64 条。

近年来，国家药品监督管理局不断优化审评审批程序，加快罕见病新药上市。2020 年，新修订的《药品注册管理办法》明确，将具有明显临床价值的防治罕见病的创新药和改良型新药纳入优先审批程序，对于临床急需的境外已上市境内未上市的罕见病药品在 70 日内审结。对于引入进口药物的政策也逐渐明晰，希望未来能有更多的罕见病药物应用于临床，造福罕见病患者。

进口药物引进，第一是最快最直接的海南博鳌乐城和粤港澳大湾区对罕见病药物的直接引进模式，第二是减免境外原研药物临床研究以使药物加速进入中国的模式。2018 年，国家药品监督管理局和国家卫生健康委员会联合发布《关于优化药品注册审评审批有关事宜的公告》明确提出，对于境外已上市的罕见病药品，进口药品注册申请人经研究认为不存在人种差异的，可以提交境外取得的临床试验数据直接申报药品上市注册申请。2018 年 11 月—2020 年 10 月，国家药品监督管理局共发布三批临床急需境外新药名单，73 种临床急需新药中涉及38 种罕见病药物。多种引进模式的落地显著提升了患者的用药可及性。

目前应用于 TSC 和淋巴管肌瘤病的靶向药西罗莫司说明书并无罕见病的适应证，暂未纳入医保。依维莫司已纳入医保。

2020 年 10 月 18 日，国务院新闻办公室举行新闻发布会，公共服务体制方面提出，放宽国际新药准入，允许在粤港澳大湾区内 9 个城市开业的指定医疗机构（港澳医疗卫生服务提供主体在珠三角 9 市按规定以独资、合资或合作等方式设置的医疗机构）使用临床急需、已在港澳上市的药品。

在一些国家，如英国的国家卫生服务体系或加拿大的公共医疗保健系统，TSC 患者可以获得基本的医疗服务，包括诊断、治疗和减免某些药物的费用。通常这些服务对合法居民是免费的或需要支付很小的共付额。

目前，内地已将 TSC 列入国家罕见病目录，关于罕见病的政策也在不断更新。一些商业医疗保险可对 TSC 进行保障，但目前覆盖面较小。保障范围和报销比例因保险公司和保单而异。为了了解最新的医疗保险政策和可用的资源，TSC 患者和家庭应当咨询医疗保健提供者、当地的 TSC 协会、社会工作者或专业的患者倡导团体。这些组织和个人能提供关于如何寻找医疗保险系统的具体建议，并帮助患者获得可能的福利和支持。

慈善机构和 TSC 患者互助组织也会开展一些医疗救助，对无力负担医疗费用的患者提供一定帮助。TSC 患者在某些情况下可能有资格获得残疾福利或其他社会支持服务。这些福利包括经济援助、残疾津贴、特殊教育服务、职业培训和辅助设备。

第 2 节　TSC 相关公益组织

1. 北京蝴蝶结结节性硬化症罕见病关爱中心

北京蝴蝶结结节性硬化症罕见病关爱中心（简称 TSC 关爱中心），是 2013 年 7 月份在北京市民政局注册的民办非企业公益机构，其前身是成立于 2009 年的中国 TSC 互助联盟。TSC 关爱中心是罕见病 TSC 患者及家属自发组织的民间公益机构，主要为中国大陆 TSC 患者家庭提供特殊救助，促进 TSC 科学研究，建立 TSC 相关信息共享。

TSC 从无药可治，到有靶向药物（雷帕霉素）治疗，从病无所医，到目前国内有十几家 TSC 专病门诊医院。由于国内药物渠道短缺，治疗费用昂贵，并且需要终身服药，对 TSC 家庭是巨大的经济压力。TSC 关爱中心联合社会各界力量，合力推动 TSC 进入了中国《第一批罕见病目录》，部分用药（如西罗莫司凝胶、依维莫司、氨己烯酸）进入了医保药品目录。希望每一位 TSC 患者都有药可治，每一位 TSC 患者都用得起药。

微信公众号"北京蝴蝶结罕见病关爱中心"，详细介绍了 TSC 的信息。

（1）诊治指南项目专题：包含全国病友大会、医学顾问团、服务指引、全国 TSC 门诊介绍、全球资讯栏。

（2）与你同行专栏：包含病友故事、成为志愿者、捐助我们、病友注册、2017 爱让奇迹发生栏；

（3）TSC 关爱中心介绍：包含 TSC 大事记、TSC 微旅行、宣传片妞妞和亮亮、2016 国际宣传片、TSC 科普动漫版等简介。

2. 蓝梅淋巴管肌瘤罕见病关爱中心

这是由淋巴管平滑肌瘤病患者发起成立的以推动淋巴管平滑肌瘤病科研和患者支持为主要使命的非营利性互助公益组织，也是全球淋巴管平滑肌瘤病公益联盟成员。该组织致力于为患者提供医疗援助，搭建诊疗信息和科普宣传平台，在患者生活护理、术后恢复、心理康复等方面给予指导和帮助；推动淋巴管平滑肌瘤病基础研究、临床研究和康复研究，积极动员集合各界资源合力攻坚；主办"蓝梅阿卡贝拉人声乐团""蓝梅云唱团"等艺术疗愈及"罕见"议题倡导、社会融合项目；开展疾病防治科普教育活动，提升全社会对于该疾病的认知及医护诊治能力，提高疾病确诊率和治疗可及性；维护该患者群体在就医、就学、就业、婚姻等方面的平等权益；积极推动有利于该患者群体的社会保障等相关政策的出台，实现"病有所医""药有所保"。宣传口号：呵护她们，让呼吸有力！

3. 国际 TSC 关爱日

国际 TSC 关爱日是一个全球性的宣传日，旨在提高公众对于 TSC 的认识，支持患者及其家庭，并促进研究和治疗的发展。TSC 是一种遗传性疾病，会在身体多个器官形成非癌性肿瘤，最常见的受影响器官包括大脑、皮肤、心脏、肾脏、眼睛和肺部。这种疾病的表现形式多样，从轻微的皮肤异常到严重的智力障碍和癫痫不等。国际 TSC 关爱日为这个社群提供了一个共享经验、传播知识和鼓励支持的平台。

国际 TSC 关爱日起源于 TSC 社群的需求，旨在提高对这种复杂疾病的全球认识。随着科学研究的进步和社交媒体的普及，来自世界各地的 TSC 患者家庭和支持者开始联合起来，共同倡导设立一个专门的日子来提升公众对 TSC 的认识。通过这样的努力，国际 TSC 关爱日被确定为每年的 5 月 15 日，这一天旨在通过教育、宣传和筹款活动来支持 TSC 社群。

国际 TSC 关爱日对于提高公众对 TSC 的认识、支持患者及其家庭，以及推动研究和治疗方法的发展具有重要意义。通过这一天的活动，人们可以了解到 TSC 的复杂性和多样性，以及这个疾病对患者和家庭生活的深远影响。此外，这一天还鼓励政策制定者、医疗保健提供者和研究人员关注 TSC，从而促进对这个疾病更好的理解和治疗。

在国际 TSC 关爱日，全球各地的组织、患者家庭和支持者会举办各种活动来提高对 TSC 的认识。这些活动包括但不限于以下内容。

（1）教育与宣传：通过在线研讨会、信息展览和社交媒体活动，分享关于 TSC 的最新研究成果和治疗信息。

（2）筹款活动：通过慈善跑步、义卖和在线众筹等活动筹集资金，支持 TSC 研究和为患者家庭提供帮助。

（3）社区活动：组织聚会、研讨会和支持小组会议，为 TSC 患者及其家庭提供一个分享经验和互相支持的平台。

（4）政策倡导：与政策制定者对话，推动制定有利于 TSC 患者的政策和法规。

国际 TSC 关爱日通过提高公众对 TSC 的认识和理解，帮助打破关于这种疾病的误解和偏见。这一天的活动促进了全球 TSC 社群的团结和合作，为患者和家庭带来了希望和支持。通过筹款和倡导活动，国际 TSC 关爱日还为 TSC 的研究和治疗提供了宝贵的资源，推动了这一领域的进步。

国际 TSC 关爱日是一个重要的全球性宣传日，它不仅提高了对 TSC 的全球认识，而且为患者、家庭和支持者提供了一个相互支持和分享经验的平台。通过教育、宣传、筹款和政策倡导活动，这一天对于改善 TSC 患者的生活质量、推动研究和治疗的发展具有深远的影响。通过每年的庆祝活动，国际 TSC 关爱日继续为这个社群带来希望和改变，展现了人类团结一致、共同应对挑战的力量。

4. 中国罕见病联盟

中国罕见病联盟是一个非营利性组织，是中国第一个由患者组织、医疗专业人士和研究人员共同发起的、致力于推动中国罕见病事业发展的非营利性公益组织。旨在为罕见病患者及其家庭提供支持，提高公众对罕见病的认识，并推动相关医疗政策的改进。

中国罕见病联盟成立于 2018 年 10 月，其肩负以下使命。

（1）倡导与政策支持：中国罕见病联盟致力于与政府机构合作，为罕见病患者争取更多的权益，包括药品可及性、医疗保障和社会福利等，改善罕见病患者的医疗服务和社会支持，推动罕见病相关的政策制定。

（2）患者支持：中国罕见病联盟为罕见病患者及其家庭提供信息资源、心理支持和互助交流的平台。

（3）公众教育：通过举办活动、发布信息等方式提高公众对罕见病的认识，消除对罕见病患者的偏见和误解，提高公众对罕见病的认识和关注。

（4）促进研究：支持罕见病的研究工作，包括药物研发、疾病机制研究等，以期提高罕见病的诊断率和治疗效果。

（5）国际合作：与国际罕见病组织合作，交流经验，分享资源，提升中国在全球罕见病领域的影响力和参与度。

中国罕见病联盟的成立对于罕见病领域是一个积极的信号，它有助于提升社会对罕见病的关注，改善患者的生活质量，促进医疗和科研进步。随着社会的不断进步，我们期待中国罕见病联盟能够在未来发挥更大的作用，为更多罕见病患者带来希望和帮助。

第 3 节　关于 TSC 的 31 个事实

（1）概况——TSC 是一种遗传病，可导致脑、眼睛、心脏、肾脏、肝脏、肺脏和皮肤等重要器官发生肿瘤。

（2）遗传——TSC 由 *TSC1* 或 *TSC2* 基因发生致病性突变引起。

（3）早期——许多 TSC 患儿在出生前或出生后可通过常规心脏超声检查发现心脏横纹肌瘤（一种心脏肿瘤）而得以确诊。

（4）多样性——TSC 患者表现不尽相同，即使是同卵双胞胎。

（5）任何人——TSC 的发生无性别差异，可见于所有种族。

（6）普遍——尽管 TSC 比肌萎缩侧索硬化（渐冻症）或囊性纤维化常见，它却鲜为人知。

（7）科学——治疗 TSC 的依维莫司和雷帕霉素得益于科学家们对源自复活节岛土壤中细菌的研究。

（8）罕见病——TSC 是 7000 种罕见病的一种。

（9）学科之间——多学科的专家协作诊疗可让 TSC 患者受益，但多数患者尚未惠及。

（10）神经——尽管一半以上 TSC 患者的智力正常，但他们的神经系统异常仍然可影响其日常生活。

（11）诊断——新一代测序技术显著提高了 TSC 的基因诊断率，所有的 TSC 患者应该做基因检测。

（12）影响——在中国，TSC 罹及 20 多万人群，并牵涉众多的护理人员和亲朋好友。

（13）医生——有时候，一个 TSC 患者需要 10 个以上的专家。

（14）研究——TSC 的研究惠及了我们对肿瘤、自闭症、癫痫和其他疾病的了解。

（15）全世界——每 6000 个新生儿中有一个 TSC 患儿，全世界有 100 万个以上的 TSC 患者。

（16）发生——全世界每隔 20 分钟就有一个 TSC 患者降生。

（17）病友组织——中国北京蝴蝶结结节性硬化症罕见病关爱中心（www.tscchina.org）正与世界各地的患者组织共同努力，改善 TSC 患者的生活。

（18）家庭——TSC 可严重影响伴侣和至亲的生活质量。

（19）病因——TSC 是最常见伴有癫痫和自闭症的遗传性疾病。

（20）病变——面部血管纤维瘤是 TSC 患者面部红色突起的小包块。

（21）癫痫——约 85% 的 TSC 患者有癫痫发作，因此癫痫是 TSC 患者最常见的脑部症状。

（22）癫痫发作——婴儿痉挛症是 TSC 患儿常见的癫痫发作类型。若条件允许，TSC 专家推荐氨己烯酸作为一线治疗药物控制癫痫发作。

（23）不可根治——TSC 尚无法治愈。

（24）全球——国际结节性硬化症组织与各地医护人员合作，为全世界 100 万 TSC 患者提供更好的关爱。

（25）选择——TSC 的研究已经为 TSC 患者提供了新的治疗选择。然而，世界各地的很多患者无法获得这些药物或无法得到推荐的随访。

（26）疾病谱系——大约一半的 TSC 患者有自闭症相关障碍。

（27）肾脏——高达 90% 的 TSC 患者有肾血管平滑肌脂肪瘤。

（28）负担——TSC 可为患者和看护人带来沉重的负担。

（29）行为——TSC 行为异常包括焦虑、抑郁、兴奋、坐立不安、攻击、发脾气、自残、社交困难和睡眠障碍。

（30）咨询——所有诊断为 TSC 的患者需要得到遗传咨询。

（31）肺脏——淋巴管平滑肌瘤病几乎仅出现在女性 TSC 患者的肺部，6 月 1 日是世界淋巴管肌瘤病关爱日。

第 4 节　全国 TSC 诊疗医院名录

截至 2024 年 7 月，本书内容编写完成时，全国开展 TSC 治疗的主要医院列举如下。

01【中国人民解放军总医院第一医学中心】
医院地址：北京市海淀区复兴路 28 号

02【深圳市儿童医院】
医院地址：广东省深圳市福田区益田路 7019 号

03【复旦大学附属儿科医院】
医院地址：上海市闵行区万源路 399 号

04【北京大学第一医院】
医院地址：北京市大兴区乐园路 5 号

05【河南中医药大学第一附属医院】
医院地址：河南省郑州市人民路 19 号

06【深圳市罗湖医院集团罗湖区人民医院】
医院地址：广东省深圳市罗湖区友谊路 47 号

07【中山大学附属第一医院】
医院地址：广东省广州市中山二路 58 号

08【广东三九脑科医院】
地址：广东省广州市白云区沙太南路 578 号

09【宜昌市中心人民医院】
医院地址：湖北省宜昌市湖堤街 4 号

10【北京协和医院】
医院地址：北京市东城区东单帅府园 1 号 (东单院区)

11【复旦大学附属中山医院】
医院地址：上海市徐汇区枫林路 180 号

12【广州医科大学附属第一医院】
医院地址：广东省广州市沿江西路 151 号

13【四川大学华西第二医院】
医院地址：四川省成都市成龙大道一段 1416 号

14【北京大学人民医院】
医院地址：北京西城西直门南大街 11 号

15【清华大学玉泉医院】
医院地址：北京市石景山区石景山路 5 号

16【郑州市中心医院】
医院地址：河南省郑州市伏牛路 61 号（康复医院）

17【首都医科大学附属北京天坛医院】
医院地址：北京市丰台区南四环西路 119 号

18【首都医院大学附属北京儿童医院】
医院地址：北京西城西直门南礼士路 56 号

19【陆军军医大学第二附属医院】
医院地址：重庆市沙坪坝区新桥正街 83 号

20【浙江大学医学院附属第二医院】
医院地址：浙江省杭州市滨江区江虹路 1511 号

21【厦门市儿童医院】
医院地址：福建省厦门市湖里区宜宾路 92-98 号

22【佳木斯市中心医院】
医院地址：黑龙江省佳木斯市向阳区中山路 256 号

23【杭州市第一人民医院】
医院地址：浙江省杭州市上城区浣纱路 261 号

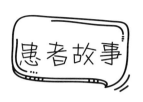

蝴蝶结有爱不孤单

我叫袁碧霞，是一位罕见病结节性硬化症（TSC）孩子的妈妈，我女儿妞妞今年（2023年）14岁，初中3年级，女儿现在的状态，在她发病的时候我未曾想过。妞妞发病比较早，出生第52天有癫痫发作、白斑、脑部结节，确诊为结节性硬化症。

"结节性硬化症患者生活不能自理""结节性硬化症患者预后不好""结节性硬化症无法治愈"，以上的话就是女儿确诊时我在医院用手机上网查看到最多的文字。当时的我无法相信这个事实，带着女儿四处寻医，希望有一个医生可以告诉我，女儿的病是误诊。

可是当我从一家医院走到另一家医院，结果都是一样的，而且妞妞2岁前癫痫发作特别严重，每天联合三四种抗癫痫药都无法控制，她每天最多还有二三十次的癫痫发作。国内可以调的药物她都已用过了，还是没有效果。

病情严重影响了妞妞的发育，2岁不会独立走路，语言落后。走在外面看到别人异样的眼光、听到闲言杂语时，我心里都非常难受。但我明白，只有带妞妞多走出家门，她才能看到更多，学会更多。

在妞妞确诊后的第4个月，我寻找到我们的病友QQ群，当时全国只有56位病友。之后我对结节性硬化症有了更多的了解和认识，结节性硬化症个体差异很大，有的可以和普通人一样生活，有的严重到生活不能自理，甚至失去生命。妞妞也曾因为发热引发的癫痫大发作进行抢救，我曾经两次在死亡的边缘抢回她可爱的小生命。

我们是幸运的，2011年，我们在北京得到美国结节性硬化症专家给妞妞调的药，妞妞的病情得到控制，发育也慢慢跟了上来。

在癫痫发作控制得比较稳定后，我决定将妞妞送入普通幼儿园。起初妞妞在幼儿园很不适应，连袜子都穿不好，矫正眼镜也经常戴反。我放心不下，便在幼儿园的操场外偷偷观察妞妞上户外课。由于疾病的影响，妞妞的平衡感很差，需要穿着矫形鞋垫，无法独自走平衡木，只能在一旁眼巴巴地看着同学们玩。看到这一幕，我十分心疼，但我狠下心来，决定不去干涉女儿的校园生活。作为一个妈妈，看到妞妞这样我很难过，但我知道，只有放手，让妞妞独立面对，她才能真正成长。

每当妞妞放学回家后，我都会鼓励她积极寻求同学的帮助，以此提升妞妞的社交能力。谈及妞妞的校园经历，我感慨万分，正是因为学校老师、同学和家长们的帮助，妞妞才能在一个理解、友善、有爱且包容的学校身心健康地成长。

妞妞发作控制稳定后我也开始带着她积极参加志愿者活动。我们一起组织和参与很多的公益活动，一起为罕见病、为结节性硬化症群体发声。在这个过程中我慢慢引导女儿积极乐观接纳自己身体的疾病，把它当作是自己的一位老朋友。

慢慢地，癫痫发作时，妞妞会和它对话，像和朋友一样的说话，不再害怕发作。每一年的复查，妞妞都能很坦然和开心地去面对和完成。我和妞妞一起身体力行和力所能及地帮助和她一样的病友，勇敢地站出来，给病友们鼓励！

我们曾参加结节性硬化症公益宣传片拍摄，罕见病家庭纪实拍摄，如上海东方卫视东方直播室《非法的救命药》、深圳电视台法制频道《有话就说》等节目。经多方共同努力，我们成功推动华南地区首个结节性硬化症专病门诊和中国内地首个结节性硬化症综合门诊的组建，每年帮助一百多名结节性硬化症病友成功来深圳就诊。

在这14年时间，从妞妞身上，我学习了很多，也成长了很多，我和她一起收获了爱、祝福、支持和鼓励，虽然这一路走来不容易，但我很珍惜和妞妞今生这万分之一的缘分。同时我也深深明白，只有我们积极乐观面对，勇敢走出家门，才能让孩子看到更多，学到更多，融入社会。当我们勇敢迈出这一步，我们和孩子会有不一样的收获。

而我们部分病友出于病症的原因，害怕外界的歧视，很少走出家门，给家长心理造成很大的困扰。对于身边的罕见病患者，大家也很少主动亲身去接触他们。结节性硬化症患者遭受了很多不理解的目光。

我们鼓励更多的罕见病家庭走出家门的同时，也让社会更多的普通家庭有机会与他们接触，亲身主动去了解他们，更加理解和尊重他们。

记得 2014 年的一次社会融合活动，我们一起爬上了长城。那一次，很多的病友都是第一次到北京，第一次爬长城。我们中有一位河北的小病友，他由于小时候没有及时得到治疗，病症影响了他的眼睛，他失明了，那是他第一次爬上长城，虽然他眼睛看不见，但在妈妈和大家的帮助下，他勇敢地登上了长城。

2015 年的一次社会融合活动，我们一起去了深圳大冲。那一次，也是很多病友第一次到海边，很多病友从来没有看过大海，没有到过沙滩。那一天，我一直站在海边上，看着一张又一张的笑脸，心里特别的欣慰，也感觉特别的幸福。看到他们的笑脸，就是我努力的最大动力。

2017 年的一次社会融合活动，我们一起去深圳莲花山公园徒步。参加这一次活动的，除了我们的病友，还有一些社会家庭。莲花山公园风筝广场一圈 3.58 公里，我们走了 2 小时，沿途欣赏风景之余，更多的是给予大家结伴同行的机会。路途中，大家相互认识，相互帮助，社会家庭对这些平时就生活在自己身边的罕见病群体有了更多的了解和认识，罕见病家庭感受到了身边的人对我们的理解和关爱。

作为一位结节性硬化症患者的妈妈，确诊之痛我也曾深深经历过。妞妞确诊的时候，中国内地还没有成立病友组织，当时也没有便捷的渠道了解治疗的药物。作为妈妈的我们，需要尽快调整好心态，乐观和积极面对，当我们勇敢迈出一步，一定会有不一样的收获。

我和妞妞会继续身体力行，感染和鼓励更多的罕见病家庭走出疾病带来的心理困扰和阴影，以更积极乐观、开放、包容的心态面对疾病，勇敢走出家门。让社会多关注在身边的罕见病群体，与他们近距离接触，理解和支持他们。

因为有爱，所以无所畏惧。我最大的公益梦想是结节性硬化症病友都能早确诊，尽早得到正规治疗，大大提高生活质量；病友家庭都能积极乐观面对疾病，勇敢走出家门；希望结节性硬化症病种纳入医保；医学早日有新的突破，结节性硬化症早日被治愈！

我和妞妞在不同的城市、不同的场合、不同的媒体多次分享我们关于结节性硬化症的见解和经验，因为我们想让更多的人了解这个疾病，并且知道如何面对和应对它。真心希望我们的分享能够给类似境遇的人带来启发和帮助，能够让大众和社会关注、关心结节性硬化症患者的生活和困境，给予他们力所能及的理解和支持。祝愿所有结节性硬化症患者、罕见病患者治疗顺利、收获希望和幸福！

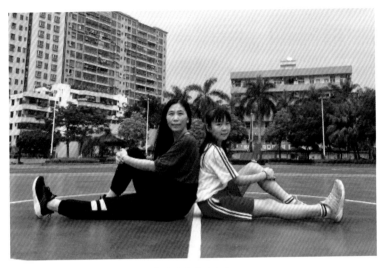

袁碧霞和女儿妞妞

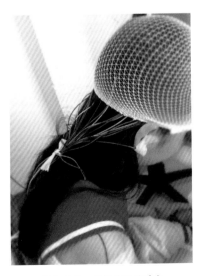

接纳疾病，积极乐观面对它

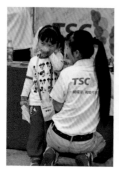
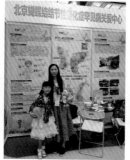
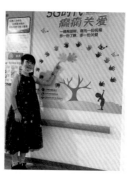

袁碧霞和女儿妞妞参加活动

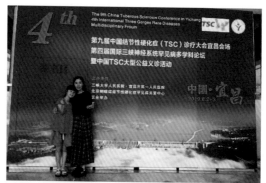

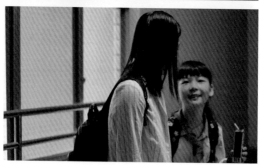

身体力行带动和鼓励更多的罕见病家庭走出来

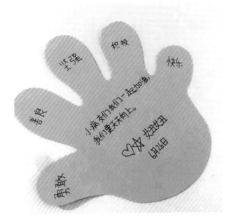

参与癫痫关爱日活动写下的话

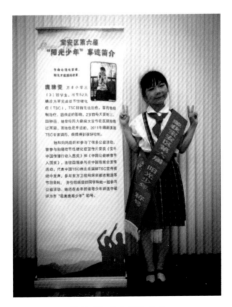

荣获"阳光少年"称号